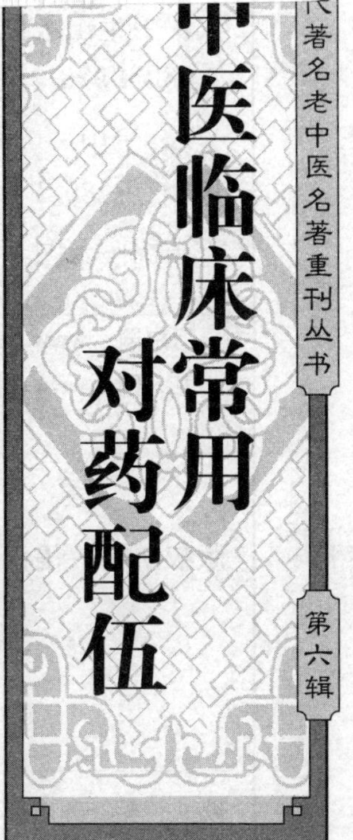

中医临床常用对药配伍

代著名老中医名著重刊丛书

第六辑

苏庆英 编著

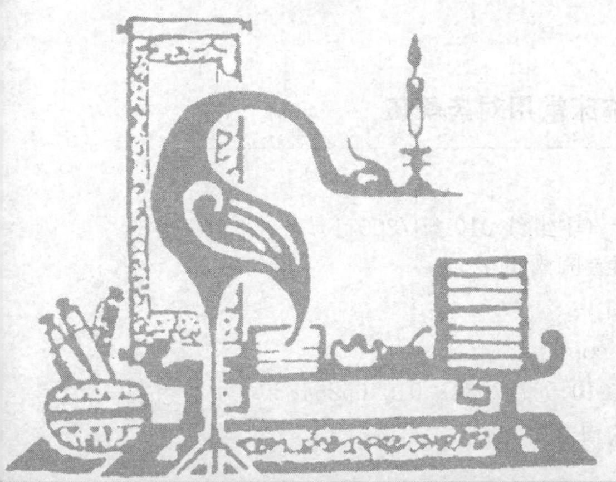

人民卫生出版社

图书在版编目（CIP）数据

中医临床常用对药配伍/苏庆英编著．—北京：人民卫生出版社，2010.9

ISBN 978-7-117-13096-7

Ⅰ．①中… Ⅱ．①苏… Ⅲ．①中药配伍 Ⅳ．①R289.1

中国版本图书馆 CIP 数据核字（2010）第 133586 号

中医临床常用对药配伍

编　　著：苏庆英
出版发行：人民卫生出版社（中继线 010-59780011）
地　　址：北京市朝阳区潘家园南里 19 号
邮　　编：100021
E - mail：pmph @ pmph. com
购书热线：010-59787592　010-59787584　010-65264830
印　　刷：中农印务有限公司
经　　销：新华书店
开　　本：850×1168　1/32　**印张：**9.25
字　　数：182 千字
版　　次：2010 年 9 月第 1 版　2024 年 3 月第 1 版第 10 次印刷
标准书号：ISBN 978-7-117-13096-7/R・13097
定　　价：21.00 元

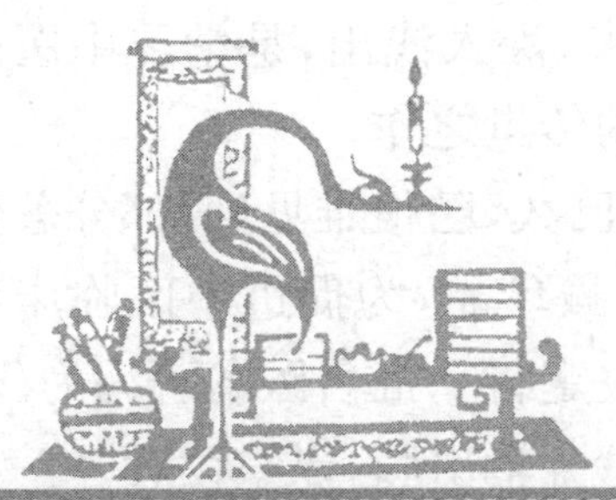

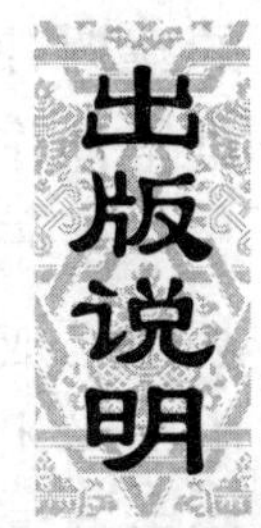

出版说明

自 20 世纪 60 年代开始，我社先后组织出版了一批著名老中医经验整理著作，包括医论医话等。半个世纪过去了，这批著作对我国现代中医学术的发展产生了积极的推动作用，整理出版著名老中医经验的重大意义正在日益彰显，这些著名老中医在我国近现代中医发展史上占有重要地位。他们当中的代表如秦伯未、施今墨、蒲辅周等著名医家，既熟通旧学，又勤修新知；既提倡继承传统中医，又不排斥西医诊疗技术的应用，在中医学发展过程中起到了承前启后的作用。这批著作多成于他们的垂暮之年，有的甚至撰写于病榻之前，无论是亲自撰述，还是口传身授，或是其弟子整理，都集中反映了他们毕生所学和临床经验之精华，诸位名老中医不吝秘术，广求传播，所秉承的正是力求为民除瘼的一片赤诚之心。诸位先贤治学严谨，厚积薄发，所述医案，辨证明晰，治必效验，不仅具有很强的临床实用性，其中也不乏具有创造性的建树；医话著作则娓娓道来，深入浅出，是学习中医的难得佳作，为近世不可多得的传世之作。

由于原版书出版的时间已久，已很难见到，部分著作甚至已成为学习中医者的收藏珍品，为促进中医临床和中医学术水平的提高，我社决定将一批名医名著编为《现代著名老中医名著重刊丛书》分辑出版，以飨读者。

第一辑收录13种名著：

《中医临证备要》　《施今墨临床经验集》
《蒲辅周医案》　《蒲辅周医疗经验》
《岳美中论医集》　《岳美中医案集》
《郭士魁临床经验选集——杂病证治》
《钱伯煊妇科医案》　《朱小南妇科经验选》
《赵心波儿科临床经验选编》《赵锡武医疗经验》
《朱仁康临床经验集——皮肤外科》
《张赞臣临床经验选编》

第二辑收录14种名著：

《中医入门》　《章太炎医论》
《冉雪峰医案》　《菊人医话》
《赵炳南临床经验集》　《刘奉五妇科经验》
《关幼波临床经验选》　《女科证治》
《从病例谈辨证论治》　《读古医书随笔》
《金寿山医论选集》　《刘寿山正骨经验》
《韦文贵眼科临床经验选》
《陆瘦燕针灸论著医案选》

第三辑收录20种名著：

《内经类证》　《金子久专辑》

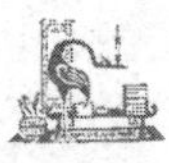

《清代名医医案精华》　　《陈良夫专辑》
《清代名医医话精华》　　《杨志一医论医案集》
《中医对几种急性传染病的辨证论治》
《赵绍琴临证400法》　　《潘澄濂医论集》
《叶熙春专辑》　　《范文甫专辑》
《临诊一得录》　　《妇科知要》
《中医儿科临床浅解》　　《伤寒挈要》
《金匮要略简释》　　《金匮要略浅述》
《温病纵横》　　《临证会要》
《针灸临床经验辑要》

第四辑收录6种名著：

《辨证论治研究七讲》
《中医学基本理论通俗讲话》
《黄帝内经素问运气七篇讲解》
《温病条辨讲解》
《医学三字经浅说》　　《医学承启集》

第五辑收录19种名著：

《现代医案选》　　《泊庐医案》
《上海名医医案选粹》　　《治验回忆录》
《内科纲要》　　《六因条辨》
《马培之外科医案》　　《中医外科证治经验》
《金厚如儿科临床经验集》　　《小儿诊法要义》
《妇科心得》　　《妇科经验良方》
《沈绍九医话》　　《著园医话》
《医学特见记》　　《验方类编》
《应用验方》　　《中国针灸学》

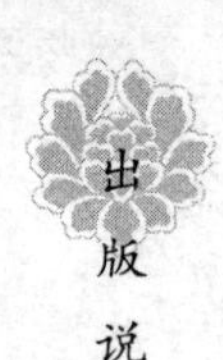

《金针秘传》

第六辑收录 11 种名著：

《温病浅谈》　　《杂病原旨》

《孟河马培之医案论精要》　《东垣学说论文集》

《中医临床常用对药配伍》　《潜厂医话》

《中医膏方经验选》　　《医中百误歌浅说》

《中药炮制品古今演变评述》《赵文魁医案选》

《诸病源候论养生方导引法研究》

这批名著大多于 20 世纪 60 年代前后至 90 年代初在我社出版，自发行以来一直受到读者的广泛欢迎，其中多数品种的发行量达到数十万册，在中医界产生了很大的影响，在提高中医临床水平和促进中医事业发展方面起到了极大的推动作用。

为使读者能够原汁原味地阅读名老中医原著，我们在重刊时采取尽可能保持原书原貌的原则，主要修改了原著中疏漏的少量印制错误，规范了文字用法和体例层次，在版式上则按照现在读者的阅读习惯予以编排。此外，为不影响原书内容的准确性，避免因换算造成的人为错误，对部分以往的药名、病名、医学术语、计量单位、现已淘汰的临床检测项目与方法等，均未改动，保留了原貌。对于犀角、虎骨等现已禁止使用的药品，本次重刊也未予改动，希冀读者在临证时使用相应的代用品。

人民卫生出版社

2010 年 6 月

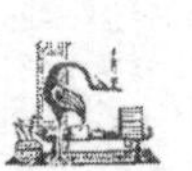

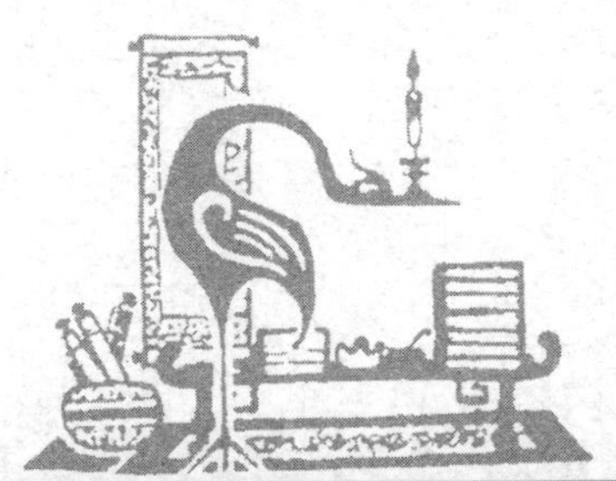

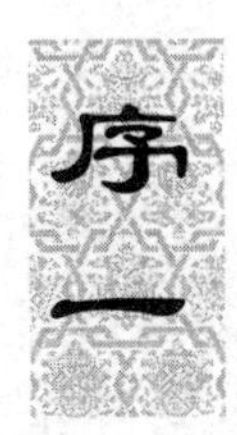

序一

治疗疾病所用之药物，最初，都是单味药，后来逐步发展为双味药、多味药并形成方剂。双味药有配伍作用，有的增强药力，有的减其副作用，这样就比单味药疗效要好。春秋战国时代曾有《雷公药对》一书，体现出了药物配伍的作用。南北朝时，北齐医家徐之才在《雷公药对》的基础上，增修撰成《药对》一书，更表现出了药物配伍之重要性。但此两部书早已失传，而后世组成诸类方剂都是由数药组成，其中蕴育着药物配伍之妙用。

北京市中医医院苏庆英同志对药物之配伍深有体会，采用经方时方中之药物配伍以药对形式说明双味药物配伍之意义，结合其个人临床经验，对于对药配伍之应用阐述精确，条理清楚，对后学临床使用极为方便。熟读药对，灵活运用，必可提高疗效，谨此为序。

祝谌予

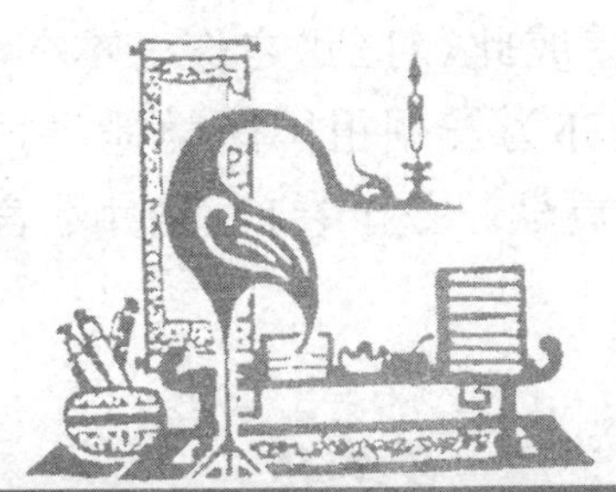

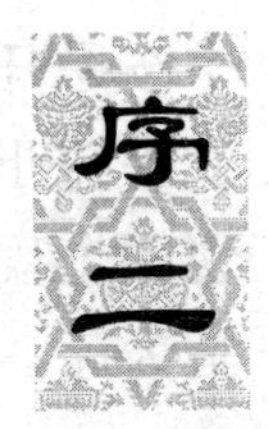

序二

本草者，固医家之耰锄弓矢也。名不核则误取，性不明则误施，经不辨则误人。误者在几微之间，而人之生死系焉，可不慎乎！然药品虽多，其味不过五，乃甘辛咸苦酸是也，而其性不过六，温凉补泻升降者也。且辛甘温补升者阳也，苦咸凉泻降者阴也。故药有纯阳者，有纯阴者；有阴中之阳，有阳中之阴；有专用其气者，有独用其味者。凡此种种，医家则须精研。

祖国医学贵在辨证论治。辨证宜明了阴阳，施治当本于方药，是所谓“辨证立法，以法统方”也。精于方者，必精于药之配伍。《本经》将各药配伍，总括为相须、相使、相反、相杀、相恶、相畏者六，加之“单行”者，总称“七情”。《本经》云：“当用相须相使者良”，“若有毒宜制，可用相畏相杀者”。此其根基也。故辨证明，立法当，亦必用方准，遣药精也。

苏君庆英同志研究本草多年，且于北京第二医学院中医系任教期中更有心得，遂成此《对药》之作。本书不仅裨益于后学，指导于临证，亦为发掘祖国医学遗产，实现四个现代化作出其应有之贡献。兹于卷首，略弁数言，是为序。

吕英凡

一九七八年仲夏于北京西郊

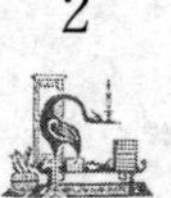

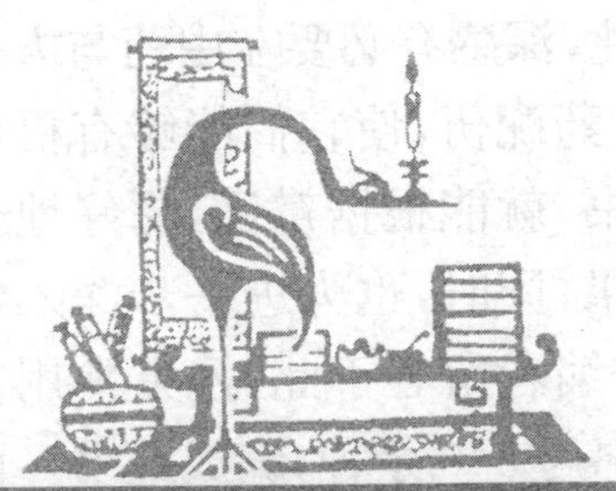

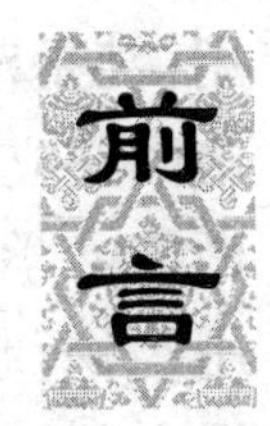

前言

在党中央领导下，为极大地提高中华民族的科学文化水平，把我国早日建成四个现代化的伟大社会主义强国，全国正兴起了一个学习科学文化的热潮。广大西医学习中医人员、在校的中医药学员、基层医务人员以及业余中医爱好者，都希望学习常用的中药知识，尤其是配伍方面的知识，以便在临床中正确地运用这些药物防治疾病。本人不揣愚陋，编出《中医临床常用对药配伍》一书，供广大读者参考。

我们知道，辨证论治是中医基本特点之一，强调辨证准确还要用药精当，二者缺一不可。如仅辨证准确而用药不当，也还是不能见效，有的甚至于起反作用。因此，临床正确地掌握和运用中药是一个很重要的关键。一般中药学也多简要介绍中药配伍，但多语焉不详或缺乏系统；方剂学虽是专门讨论用药配伍，但短时间也难得要领，况选方有限，临床常用药物有的也未被选录，如何运用，甚是茫然。个人有见于此，深感有必要在中药与方剂之间建立一个“桥梁”——对药配伍，使它们能够有机地衔接。学完中药，再参考本书，就能根据辨证，更好地选用药物，起到事半功倍的效果；同时，也为进一步深入学习方剂，铺平了道路。为此，编者留心于此，搜集常用对药 509 对，分为 11 类，共选中药 340 余种，编成此书。由于编者水平有限，缺点错误在所难免，希望读者批评指正。

苏庆英

一九七八年五月

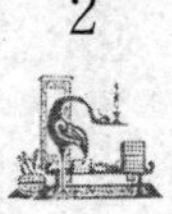

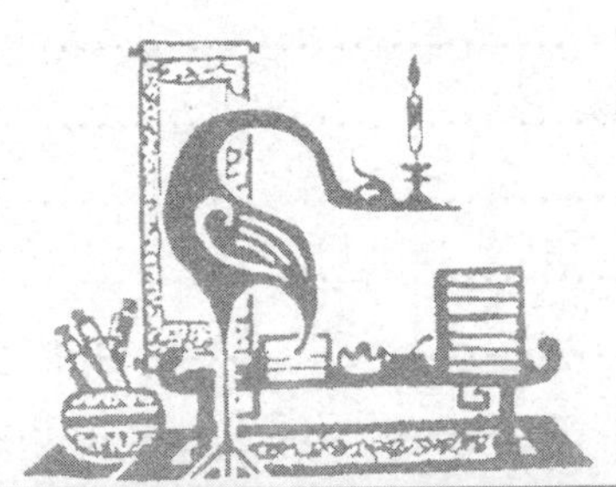

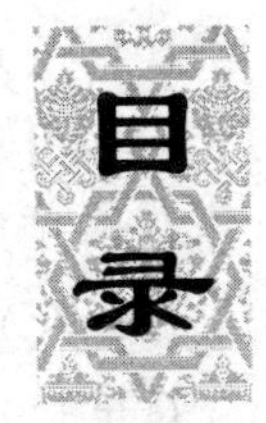

目录

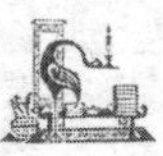

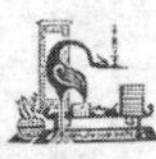

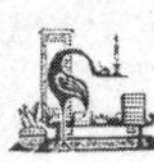

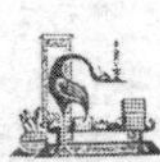

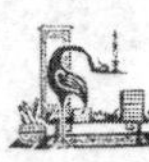

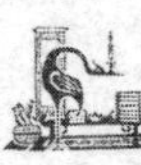

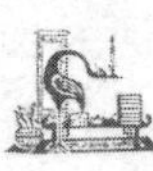

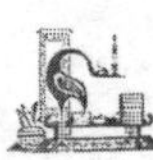

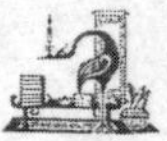

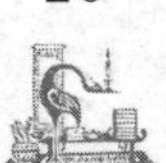

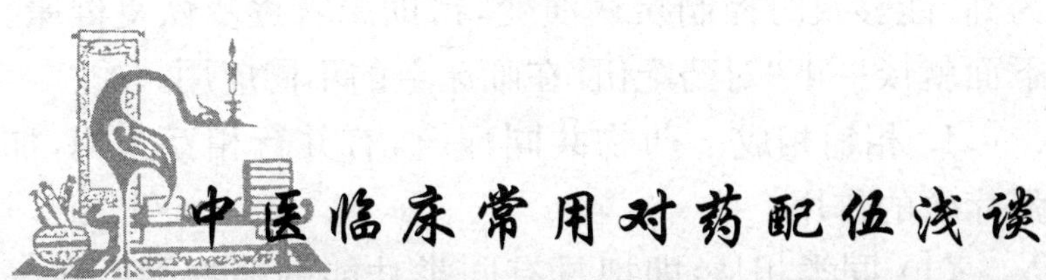

中医临床常用对药配伍浅谈

中医辨证施治的特点，具体表现在理、法、方、药的一致性。除了辨证精确，立法不差外，能否收到预期疗效，还要看药物使用是否妥当。中医通过长期的临床实践，体会到药物一经配伍，就大大增加了各药作用的复杂性，药物的性能也随之而有所变化。

临床处方，除极少数由一味药组成（如独参汤）外，绝大多数是由两味药以上相配伍成方的。临床最习用的两味药就是对药，也叫做“姊妹药”。它是组成方剂结构的内在重要基本物质。这些对药在临床处方配伍上，常常在一起运用，有些出乎经方，有些出乎时方，这些药物之所以在处方中习用，是由于通过如此配伍之后，就有良好的协调作用（性质相同的）或有较好的制约作用（性质不同的）。

药物有“性”、“用”的不同。“性”就是指药物的性质，药性有寒、热、温、凉、平；“用”就是指药物的功用，药用有补、泻、汗、下、和等等。配伍用药，或性、用兼取，或但取其性，或但取其用，或取其用之某一部分。药物经过有目的的配伍以后，其应用范围相应扩大，而疗效也较单味药为高，能够及时控制疾病演变，帮助患者逐步恢复健康。下面就谈一下“对药配伍”在临床上的不同应用。

1. 相辅相成　药物共同配合，有并行相互为用，加强疗效的作用。

（1）同类相从：即把具有同类功能的药物配伍在一起，使疗效更强。例如：

桑叶：苦甘寒，宣肺疏风，兼能平肝，偏于入肺经走肺络而止咳。

菊花：甘苦微寒，平肝息风，清火明目，偏于入肝经而明目。

两药相须为用，一偏于疏，一偏于清，有疏风清热、平肝明目之效，治外感风热之头昏目眩、咳嗽有痰，或肝阳上升之头晕目眩，肝风内动的抽搐、痉挛，以及肝火上炎之目赤肿痛。外感、内伤均可选用。根据不同情况，可选用不同品种的菊花来配伍，如外感风热可用黄菊花以清透疏风；内伤肝虚目暗可用白菊花以养肝明目，肝阳上亢或痈疖可用野菊花以平肝降压解毒。

麻黄：辛微苦温，偏入肺经气分，专能发汗而散表寒。

桂枝：辛甘温，偏入心经血分，能解肌表而祛风邪。

两药合用，能发表解肌，散风寒，治外感风寒发热无汗。应用时麻黄用量要大于桂枝，发汗力大，一般麻黄可用 9 克，桂枝 3～6 克。

桑、菊属辛凉解表药，麻、桂属辛温解表药。

生石膏：辛甘大寒，质重，其性走而不守，善清气分实热，用于肺热实喘里热重者，偏于清热泻火。

知母：苦寒，煎后汁液浓，其性偏于守，用于肺热燥咳，里热重，津液已伤者，偏于滋阴降火。

两药合用，一清一滋，有清热保津之效，清里热的作用大大加强，主治肺胃实热之高热、烦渴、脉洪大等。

大黄：苦寒，气味重浊，直降下行，走而不守，能攻积通便，泻火凉血，行瘀通经。由于力量猛烈，故号称"将军"。

芒硝：辛咸苦寒，软坚泻热通便，外用清热消肿。

两药相须为用一去实，一软坚，泻火通便增强，多用于燥热内结。如欲泻下力强，硝、黄宜生用，如欲缓以润肠则用制大黄或熟大黄和元明粉。

以上石膏、知母为清热药，硝、黄为泻下药，故名为"同类相从"。

桃仁：苦平，少用养血，多用破血，功能破血散瘀，治瘀血偏于局部有形，或在下腹部者。

红花：走而不守，迅速四达，活瘀血，生新血，治瘀血偏于散在全身无定处者。

两药合用，有协同作用，可行血通络，化瘀血，开经闭，治妇女各种瘀血病证，如月经不调，经闭属于血瘀实证者。

旱莲草：甘酸寒，汁黑，入肾补精，能益下而荣上，强阴而黑发，凉血止血。

女贞子：甘苦平，补肾滋阴，养肝明目，性质平和，为清补之品。

两药配伍，相须为用，滋补肝肾之力强，能平肝阳，降血压。治阴虚血热之失眠，头昏目眩，须发早白，腰酸腿

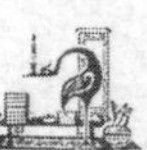

软无力，尿血，月经先期，月经淋漓。

（2）异类相使：两个功用不同的药物配伍，各取所长，药效加强。例如：

苍术：辛苦温，燥湿运脾，祛风湿，以燥湿为主。

黄柏：苦寒，泻肾火退虚热，尤以除下焦湿热为特长。

两药合用，一燥一清，清热燥湿力强，治湿热下注，脚膝红肿作痛或痿软等症。

防风：辛甘微温，祛风解表，微温而不燥，药性较为缓和，偏于祛风。

黄芪：甘温，补气升阳，固表止汗。用治表虚气弱自汗诸症，以补气为长，以生用为佳。

两药配伍，一散一补，防风载黄芪补气达于体表以固卫，黄芪得防风之疏散而不固邪；防风得黄芪之固表而不散泄。散中寓补，补散兼施，固表止汗。可治表虚自汗，易感风寒及荨麻疹等。

1）标本兼顾也是异类相使。标，一般指邪气、新病；本，一般指正气、旧病。例如：

党参：甘平，健脾益气。

苏叶：辛温，发汗解表。

两药配伍，益气解表，一扶正，一祛邪，一治本，一治标，适用于虚实相兼之证，如气虚外感，身倦乏力，恶寒发热诸症。

黄芪：甘温，温阳益气而利水消肿。

防己：大辛苦寒，利水消肿，祛风止痛。

两药配伍，补利兼行，则益气运阳而利水消肿，治水肿而兼有气虚证状者。

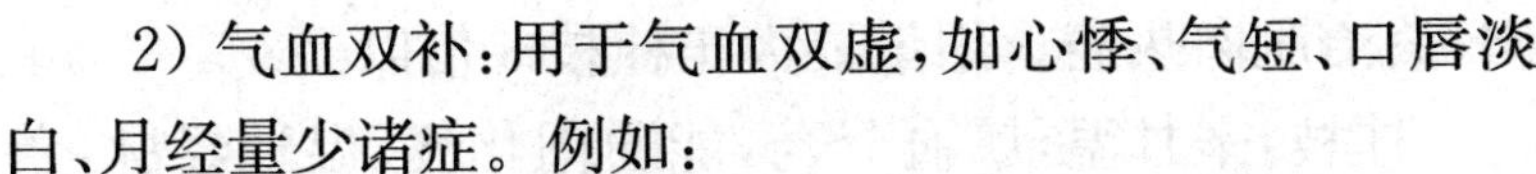

2）气血双补：用于气血双虚，如心悸、气短、口唇淡白、月经量少诸症。例如：

黄芪：甘温，补脾肺之气，以益气生血之源。

当归：甘辛温，养心肝之血，以补血和营。

两药相配，益气生血，阳生阴长，有气血双补之效。治劳倦内伤，身微热，烦渴脉虚大无力及产后血虚发热，气血不足诸症。

3）气血同治：用于气血同病。

金铃子：也叫川楝子，苦寒入气分，清热舒肝而止痛。

元胡索：辛苦温，入血分，行气活血，又长于止痛。

两药相伍，一气一血，共奏清泻肝火，理气活血，调经止痛之效。主治湿热蕴结，气血寒热瘀滞之脘腹胁肋疼痛，舌红苔黄腻，脉数；肝火内郁，气机失调波及血分之妇女痛经也可应用。

4）和解表里：用于表里不和证和少阳证（半表半里证）。例如：

柴胡：苦平，能透泄半表半里之外邪，使从外解。

黄芩：苦寒，能清泄半表半里之里邪，使从内泄。

两药配伍，一散一清，能解少阳邪热，治外感寒邪，半表半里证，如寒热往来，苔薄白或半边白，脉弦等。

2. 相反相成　两个性质功能不同而相反的药物，互相配伍而能取得同一作用的叫相反相成，即相反的东西在一定条件下有统一性。例如：

（1）寒热并投：药性寒热不同，但在一起配用，能取得较好的效果，并行而不悖。

生石膏：辛甘大寒，属气分药，能清泄阳明，阳明主肌

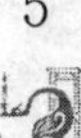

肉，故治肌肉热痛。用量要大于桂枝3倍以上。

桂枝：辛甘温，属血分药，能通阳化气，温通经脉，善祛风邪而解肌。

两药配伍，一寒一热，寒多热少，故有清热通络之效，使凉而不滞，温而不燥，治热痹骨节红肿热痛又兼恶风（寒邪化热）者。

黄连：苦寒，能泻心火而直折肝火上炎之势。

吴萸：辛温，同类相求，引热下行，开散郁结，平肝制酸。

两药合用，黄连多而吴萸少，则可泻肝火郁结，使热从下达，李时珍对此曾说："一冷一热，阴阳相济，最得制方之妙，而无偏胜之寒"。临床治肝火横逆，胃失和降之胁痛、呕吐吞酸，口苦舌红苔黄，脉弦数诸症有效。

黄芩：苦寒，清热降火。

半夏：辛温，散结燥湿。

两者配用，苦降辛开，燥湿清热和胃而通阴阳，能治痰热互结之咳嗽，痰黄稠且多者；又能温胆，因心惊胆怯，由于痰聚经络，胆气不得上升，以此清热祛痰，胆气自平。孕妇头晕呕吐，名恶阻，由胃气怯弱，中脘停痰所致者，以此化痰滞而健脾，同时清泄里热，故效。

（2）补泻兼施：针对患者素体亏虚或病程中正气已伤，但邪气尚存，既用补又用泻，是扶正祛邪之法。其中又有补散、攻补、清补、消补等不同，以适应各种不同情况。例如：

1）补散兼施

熟地：甘微温，滋补肾阴，使麻黄之宣通，则补而不滞。

麻黄：辛苦温，宣气通络，开发腠理，引邪外出。

两药相配，麻黄虽辛散得熟地则宣发而不伤正，温阳而不偏亢，相辅相成，相得益彰。临床配用有益肾平喘，和阳通滞之效。治肾虚寒饮喘咳及寒湿阻络之阴疽、贴骨疽、流注等。

2）攻补兼施：此法以攻邪为主，以扶正为辅。例如：

大黄：苦寒，泻下攻邪。

人参（或党参）：甘平，大补元气。

两药配伍，扶正补虚有助于逐邪外出，适用于体虚实证，老年性肠梗阻、肠麻痹等体力衰弱者。

3）清补兼施：体虚有火者适宜此法。例如：

黄连：苦寒，清泻心火，其性刚能祛邪。

阿胶：甘平，滋阴养血，其性柔能扶正。

两药配伍，刚柔相济，既清泻实火，又能滋养阴血，有清热养阴之效。治温病壮热，营阴大伤之心烦不眠、热痢伤阴、大便脓血等症。

4）消补兼施：用于病邪日久或脾胃素虚而见饮食不消者，或补多于消，或消多于补。例如：

枳实：苦微寒，破气消积，泻痰除痞。以治湿阻痰饮气滞而见脘痞不舒为特长。

白术：苦甘温，补脾燥湿，利水止汗。对脾虚不运，以致水湿停留痰饮痞满诸症甚效。

两药配伍，消补并行，健脾消痞，寓消于补，主治脾虚消化不良，胃脘痞满，二便不利，肝脾肿大，脱肛及某些内脏下垂等症。

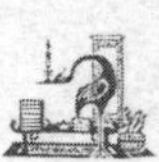

(3) 开阖相济(包括散与敛):开阖与补泻基本相同,其特点是补中寓泻,但以扶正为主,以祛邪为辅。例如:

熟地:甘微温,滋阴补肾,填精益髓而生血,偏于守内。

泽泻:甘咸寒,利水通淋,清泄下焦湿热,偏于通利。

两药配伍,一补一泻,补多泻少,既能消除小便失调,相火亢盛之证,又能防熟地之呆滞,更好地发挥熟地补肾的作用。此为开阖相济之范例。

细辛:辛温,发散风寒,温肺化饮。

五味子:酸温,上敛肺气,下滋肾阴。

两药配伍,一散一敛,开阖并施,既可防肺气耗散太过,又可防止敛肺遏邪的弊病。临床用治素有寒饮,又外感风寒,出现咳嗽喘急、痰多稀薄等症。

(4) 动静相随:动药与静药相互配伍,发挥更好的疗效。例如:

滑石:甘寒体滑,使肺气降而下通膀胱,祛暑止泻,除烦止渴,通窍利水。此药走而不守为动药。

甘草:甘平,补中益气,缓和药性,缓急定痛,甘缓善守是为静药,可缓滑石之寒滑太过。

两药配伍,共奏清热祛暑、利水和中之效。

当归:甘辛温,补血活血,调经止痛,长于动而活血。

白芍:苦酸微寒,养血敛阴,柔肝止痛,善于静而敛阴。

两药配伍,一动一静,养血理血,相得益彰。

(5) 升降合用:既有升药也有降药,或升多于降,或降多于升,以达到协调升降失常的病机。《素问·六微旨

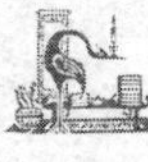

大论》说："出入废，则神机化灭；升降息，则气立孤危。"一旦"升降相因"失职，则关系重大。例如：

柴胡：苦平，疏肝解郁而升清，偏于入肝升举清阳。

前胡：苦辛微寒，宣散祛痰而止咳，长于入肺降气化痰。

两者均为风药，一升一降，散风解热，调气止咳。

桔梗：苦辛平，宣肺祛痰，排脓，主升，能引药上行。

枳壳：苦微寒，行气宽中除胀，主降。

两药配伍，一升一降，宽胸利膈，调畅气机。治痰阻气滞之胸膈痞满诸症。

滑石：清暑渗湿泄热，偏于下降。

鲜荷叶：苦平，解暑清热，升发清阳。

两药配伍，一升一降，有升清降浊之妙。

川芎：辛温，芳香润泽，为血中气药，上行头目，下行血海，能散肝经之风，治少阳厥阴经头痛之要药。

生石膏：甘辛而淡，性大寒，质重而降，为清气分实热之药，偏于清泻里热，味辛又有透达之长，能解肌表之热。

凡风邪头痛，每多用风药治疗，以巅顶之上，惟风药可到。川芎、石膏，一血一气，一温一寒，升中有降，既防川芎之升散太过，又防石膏之冰伏寒凝。两药合用，有祛风活血、清热止痛之效。主治风热实热头痛。

（6）反畏同用：有些配伍禁忌的药，又并不是绝对不可用的，例如有些就是反畏同用的例子。例如：

甘遂：苦寒，泻水逐饮，消水散结。

甘草：甘平，解毒缓急止痛。

两药相反，而今同用，是取其相激作用而收到逐水的

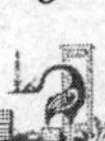

目的。

(7) 引导作用:古人云:“药无引使,则不通病所”。有些药物配伍以后,可起到引经报使的作用。换句话说就是能使某些药物到达病所发挥其更好的疗效。例如:

升麻:甘辛微寒,升举阳明之清气,蜜炙升麻上升外达中焦而止。

柴胡:苦平,升肝胆之清阳,醋炒使升中有收,达中焦而止。

阳虚者,气多陷下而不举,故可用补气药以益气,而以升、柴助其上升,达到补中益气的作用。此例也可看作是“同类相从”。

生姜:味辛行气而散寒发表。

大枣:味甘滋脾和营。

姜枣合用,所谓辛甘发散为阳,其意在于刚柔相济,补散兼施,能行脾胃津液,调和营卫,治营卫不和,汗出恶风发热或半身出汗,多作为引药,也叫药引子。

3. 固护胃气　人以胃气为本,有些药物对胃有刺激作用,容易影响胃之饮食消化,故在配伍时常常加些助消化药,使不碍胃气,并能促进药物吸收。例如:

磁石:辛寒,重镇安神,益肾明目,平肝潜阳。六神曲:甘辛温,消食和胃,能助消化,使磁石不碍胃气,有利药力之运行。

石膏:辛甘寒,解肌清热。粳米:甘平,调护胃气,不致因大凉之剂,受到妨碍。

葶苈子:辛散苦泄,大寒沉降,专泻肺中痰水,痰水去则喘自平。大枣:甘温,缓和药性,以免葶苈损伤阴液、肺气，是为佐药。两药合用，一泻一补，使泻而不伤，泻肺行水。专治痰水壅肺，喘不得卧，面目浮肿等症。以上均属固护胃气之范例。

总之，上面我们从两个大的方面来阐述“对药配伍”的临床应用。第一，相辅相成。其中包括同类相从、异类相使两个部分，在后者又包含标本兼顾、气血双补、气血同治、和解表里四类。第二，相反相成。包括寒热并投、补泻兼施（其中又分为补散兼施、攻补兼施、清补兼施、消补兼施）、开阖相济（包括散与敛）、动静相随、升降合用、反畏同用、引导作用。此外，尚有固护胃气一项。这是非常重要的环节，应时时照顾脾胃，以便促进药物吸收，更好地发挥药效。

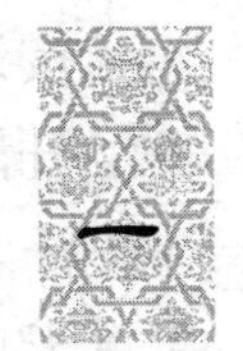

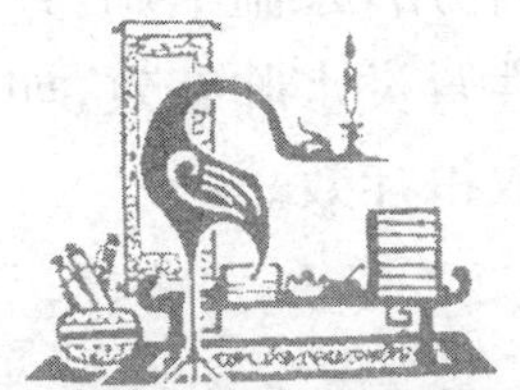

一　解表祛风，除湿通络

(一) 麻黄　桂枝

功用：解表散寒。

主治：外感风寒，表实无汗，头痛及风寒湿痹诸症。

按语：麻黄偏入肺经气分，辛开苦泄遍彻皮毛，专发汗而散寒邪；桂枝偏入心经血分，辛甘温煦透达营卫，能解肌而祛风邪。两药配伍，既入卫，又入营，共奏解肌表散风寒之效，主治外感风寒表实证。应用时麻黄量若大于桂枝，则发汗力大。

常用量：

麻黄　9克

桂枝　6克

(二) 麻黄　浮萍

功用：宣肺发汗，利水消肿。

主治：风水为病，身热恶风，头面四肢浮肿，小便不利，或风疹瘙痒。

按语：麻黄辛苦温，宣肺发汗，利水消肿。浮萍辛寒，轻浮升散，宣肺解表，利水消肿。两药合用，寒温平调，宣肺发汗，利水消肿力强。临床用治急性肾炎水肿有效，如在夏天可用香薷代麻黄应用，同样可取得疗效。

常用量：

麻黄　10克

浮萍　12克

(三) 荆芥　防风

功用：祛风解表，止泻止血。

主治：感冒风寒湿邪，泄泻痢疾，疮疡初起，便血，血崩经多。

按语：荆芥芳香气烈，疏风邪，清头目，炒黑能入血分，故又能宣血中之风；防风性善升浮走表，为治风去湿之要药。湿盛则泄，荆芥发汗之力较防风强，防风较荆芥为温，且能胜湿，故二味炒用又能止血止泻。荆芥偏入血分，防风偏入气分，相须为用，加强祛风疗效，可用治风寒湿痹症及荨麻疹等。

常用量：

荆芥　10克

防风　10克

(四) 苍耳子　辛夷花

功用：祛风止痛。

主治：风寒或风湿上壅之头痛，鼻塞，鼻流浊涕，不闻香臭。

按语:苍耳子善于宣肺通窍,疏散风湿,能上达巅顶,下走足膝,内通筋骨,外透皮肤,为祛风疹湿邪要药。辛夷花也叫木笔花,辛温香散,善通鼻窍。两药合用,祛风除湿,通窍止痛,专治急性鼻炎,作用显著,若对慢性者须配合益气扶正之品方能奏效,不可专恃本品,临床应予注意。

常用量:

苍耳子　10 克

辛夷花　5 克

(五) 荆芥　白矾

功用:祛风化痰。

主治:小儿惊风,痫症。

按语:荆芥祛风力胜,偏入血分;白矾祛痰。两药合用,祛风化痰,用治风痰壅盛,小儿惊风、痫症。

常用量:

荆芥　10 克

白矾　0.6～1.5 克

(六) 葱白　豆豉

功用:通阳发汗。

主治:外感初起恶寒发热,无汗等。

按语:葱白味辛性温,升浮上达,外散风寒,内通阳气,有通阳发汗之功。淡豆豉发汗解肌,退热除烦,与葱白配用,功能宣通卫气,透发表邪;发散风寒,发汗退热。一升一透,用治风寒外感以及温病初起甚效。《张氏医

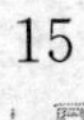

通》说："本方药味虽轻，功效最著，凡虚人风热，伏气发温，及产后感冒，靡不随手获效。"

常用量：

葱白　10克

豆豉　12克

(七) 桑叶　菊花

功用：疏风清热，平肝明目。

主治：风热上受之头昏目眩，或肝阳上扰之头晕、目赤肿痛。

按语：桑叶轻清发散，能升能降，宣肺疏风，偏于入肺经走肺络；菊花质轻气凉，轻清走上，善疏风清热，平肝息风，明目清头，偏于入肝经而明目。相须为用，一偏于疏风，一偏于清热，内伤、外感均可选用。如治风热为患之头昏目眩，咳嗽有痰，肝阳上升之头晕目眩，肝风内动的抽搐、痉挛；肝火上炎之目赤、肿痛。外感风热可用黄菊花，内伤肝虚可用白菊花，肝阳上亢、痈疖可用野菊花。

常用量：

桑叶　10克

菊花　10克

(八) 桑叶　桔梗

功用：宣肺疏风。

主治：风热咳嗽，痰多不爽。

按语：桑叶善祛风热，又清泄肝胆；桔梗宣通肺气，祛痰排脓。两药合用，宣疏并行，风热解肺气宣，则咳止

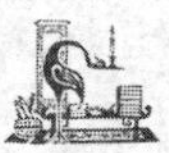

痰除。

常用量：

桑叶　10 克

桔梗　6～10 克

（九）蔓荆子　连翘

功用：祛风清热。

主治：风热上袭，风火头痛，暴发火眼。

按语：蔓荆子体质轻浮，入肺经上行宣散，故能清利头目，解表疏风，通窍止痛。主治头面之风证，且入血分养血和肝，凉血散风。连翘气味轻清，体浮性凉，轻可去实，凉可胜热，为清火解毒散结之品。两药配用，祛风止痛，清热解毒，用治风热上受诸证有效。佐以蒲公英、菊花更妙。

常用量：

蔓荆子　10 克

连翘　12 克

（十）桑叶　苏子

功用：疏风清热，降气平喘。

主治：肺热受风，咳逆上气。

按语：桑叶疏风清热，凉血通络；苏子降气平喘，蜜炙润肺祛痰力强。两药配用，一疏一降，疏风降气平喘，治肺热受风而致咳逆上气，吐痰黏稠，气喘，口渴等症。

常用量：

桑叶　10 克

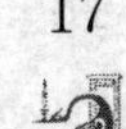

苏子　10 克

(十一) 柴胡　前胡

功用:调气止咳,解散风热。

主治:风热气滞不宣,胸胁疼痛,咳嗽有痰。

按语:柴胡疏肝解郁而升清,偏于入肝;前胡宣散风热,降气祛痰而主降,偏于入肺。两者均为风药,一升一降,一疏一宣,解热散风,调气止咳效佳。应用止咳时柴胡量须小于前胡,止胁痛柴胡量可大于前胡。

常用量:

柴胡　6～10 克

前胡　10 克

(十二) 茺蔚子　白僵蚕

功用:祛风凉肝,活血止痛。

主治:顽固性偏头痛。

按语:茺蔚子(又名三角胡麻)活血行气,凉肝明目,补而能行,辛散祛风,经言"治风先行血,血行风自灭",故本品也能祛风。白僵蚕疏泄风热,清肃降火,又有镇痉化痰之效。两药配伍,偏于凉散止痛,对肝经风热之头痛有效。

常用量:

茺蔚子　10 克

白僵蚕　12 克

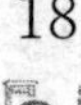
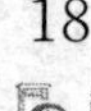

(十三) 芥穗　薄荷

功用:祛风散热,解表发汗。

主治：风热表证，汗不出，头痛，目赤。

按语：荆芥辛温，祛风力胜，偏入血分，芥穗芳香气烈，效用较荆芥为强；薄荷辛凉，疏散风热，清利咽喉，透疹，偏入气分。荆芥虽属辛温之品，但温而不燥，性质平和，与薄荷配伍，一气一血，可增强轻散解表之效。

常用量：

芥穗　10 克

薄荷　10 克

(十四) 僵蚕　芥穗

功用：祛风解表。

主治：感冒头痛，发热恶寒，风疹，失音，或赤白带下及风热乘脾之崩漏。

按语：僵蚕疏散风热，化痰散结，配芥穗辛香解散，更可上升，能祛风通络治感冒风热诸症，又因其有消风清热之功，也能治风疹瘙痒。风能胜温故能治带下。治妇女崩漏，芥穗宜炒黑入药用。

常用量：

僵蚕　10 克

芥穗　10 克

(十五) 白芷　白僵蚕

功用：祛风解表，活血止痛。

主治：风热袭上焦，头眉齿痛，妇女白带。

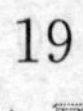

按语：白芷辛散祛风，温燥除湿，芳香通窍，消肿止痛。白僵蚕既能除外风以散风热，又能息内风以解痉，且

可化痰散结(现临床也可用僵蛹代替白僵蚕应用)。白芷、白僵蚕同用有疏散风热、燥湿散结之功,能治风热上受引起的头痛,眉棱骨痛,齿痛,疮疡肿痛,妇女白带诸症。

常用量:

白芷　10克

白僵蚕　10克

(十六) 菊花　僵蚕

功用:消肿解毒。

主治:风热上壅,咽喉肿痛,皮肤风疮,疹子。

按语:菊花疏风散热,偏于清肝热,散肝风,因“风胜则肿”,所以祛风便可消肿,本品又有清热解毒作用,不过一般多用野菊花,因其清热解毒作用更为显著。僵蚕祛风解痉,消痰散结,清热降火。两药配用,疏风散热,消肿解毒,治风热上壅头面诸症及风热郁表,风疹瘙痒诸症。

常用量:

菊花　10克

僵蚕　10克

(十七) 蝉衣　薄荷

功用:祛风热,止痒,利咽喉,透疹。

主治:风热郁表,皮肤瘙痒,咽喉肿痛,音哑,疹出不透,小儿夜啼。

按语:蝉衣其气清虚,能宣肺散风热,利咽喉定惊痫,善走皮表。配薄荷之芳香辛凉,清散上焦风热。合用辛

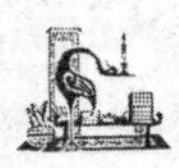

能发散祛风散热，凉能清利，故治风热郁表之症，如小儿惊热，夜寐喜啼之症也可应用。

常用量：

蝉衣　6克

薄荷　6～10克

(十八) 钩藤　薄荷

功用：祛风热，利咽喉，平肝风。

主治：风热初起，或风阳上扰之头胀头痛，头晕目眩，小儿夜寐不安，惊抖，咳嗽。

按语：钩藤甘微寒，清热平肝，息风止痉，薄荷清热疏风，透疹，清利咽喉、头目。钩藤偏于清，薄荷偏于散。两药配伍，祛风热，利咽喉，平肝风，对小儿初起风热有预防抽搐之效，若兼恶寒可再配芥穗则疗效更佳。钩藤入煎剂时宜后下，不可久煎。

常用量：

钩藤　10～15克

薄荷　6～10克

(十九) 蝉衣　凤凰衣

功用：润肺开音。

主治：阴虚感受风热，音哑声嘶。

按语：蝉衣甘寒清热，宣肺疏风，利窍开音。凤凰衣甘平无毒，润肺开音。两药合用，一宣一润，开音最效(凤凰衣即家鸡的蛋壳内膜)。

常用量：

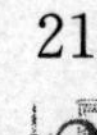

蝉衣　6克

凤凰衣　10克

(二十) 蝉衣　菖蒲

功用:疏散风热,开窍化痰。

主治:风热夹痰,阻塞清窍,头晕,耳鸣,耳聋。

按语:蝉衣轻清升散,疏散风热,清利咽喉,宣肺开音。菖蒲芳香辟秽,化痰开窍。两药配伍,散风热,开清窍,并走于上,治风热夹痰,阻塞清窍的耳聋有效。但心气虚者菖蒲宜少用。

常用量:

蝉衣　6克

菖蒲　10克

(二十一) 升麻　柴胡

功用:升举清阳。

主治:清阳下陷便泻,久痢,内脏下垂,崩漏带下。

按语:升麻升阳明之清气,行气于右,蜜制上升外达中焦而止;柴胡升肝胆之清阳,行气于左,醋炒使升中有收达中焦而止。两药合用,一左一右,升举肝胃之清阳,用治清阳下陷诸症有效。临床再配藁本为之升提,用治妇女月经周期紊乱,经水过多,崩漏。对子宫发育不良,或下焦寒凝者,还可加用仙灵脾,用以助阳、止血、活血。

常用量:

升麻　6克

柴胡　6克

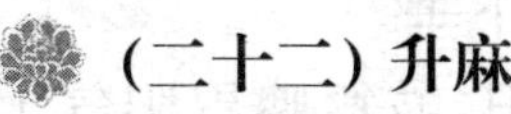

(二十二) 升麻 葛根

功用：透发麻疹。

主治：麻疹初起，身热恶寒，头痛，或疹出不畅。

按语：升麻甘辛微寒，发表透疹，清热解毒力强，偏上升达邪，颈面麻疹不明显者用升麻。葛根甘辛平，解肌退热，生津止渴，透发麻疹，偏于横行达邪，身背麻疹不透者用葛根。两药合用，透发麻疹力强，如无汗或汗出不畅，可再配薄荷、芥穗、牛蒡子诸药。若斑疹已见者，不宜再用。

常用量：

升麻　6 克

葛根　10 克

(二十三) 升麻炭 芥穗炭

功用：升清阳，止出血。

主治：前后阴诸出血症如尿血、便血、崩漏。

按语：升麻炭升阳益气，止血固冲；芥穗炭用于止血，治崩漏。炒炭入血分，可以升发血中潜伏之湿热，使湿热从经络发散，故也能用于治疗赤带及月经中期出血。两药合用，升清阳，止出血，用治前后阴诸出血症。

常用量：

升麻炭　10 克

芥穗炭　10 克

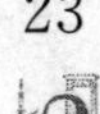

(二十四) 葛根 荷蒂

功用：升举清阳。

主治:清阳下陷便泻,脱肛,内脏下垂。

按语:葛根甘润性平,能升发清阳,鼓舞脾胃阳气上升,有止泻作用;荷蒂和胃安胎,止血止带,升举阳气,虽治胃,实资少阳生发之气。两者合用,升举清阳,治清阳下陷之久泻脱肛诸症。

常用量:

葛根 10克

荷蒂 10克

(二十五) 升麻 桔梗

功用:升发清气。

主治:清气下陷,泄痢不止,脱肛。

按语:升麻主升,升举透发,炒炭又能止血固冲,桔梗升提,有引药上浮之作用,配升麻可升阳气。用治清气下陷,泄痢不止,脱肛等症。

常用量:

升麻 10克

桔梗 10克

(二十六) 浮萍 紫草

功用:祛风止痒,透疹解毒。

主治:麻疹色紫,身热,无汗,气喘或风疹。

按语:浮萍入气分,轻清升越,疏风透疹,利水解毒。紫草入血分,凉血解毒,透疹化斑,滑肠通便。两药配伍,气血同清,两便同利,透疹解毒,祛风止痒力胜。

常用量:

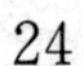

浮萍　6克

紫草　10克

(二十七) 羌活　防风

功用:疏风胜湿止痛。

主治:风湿在表,偏正头痛,身重关节疼痛。

按语:羌活辛温雄烈,散肌表之风邪,利周身关节之痛,湿留于表,由汗能宣;病在于巅,惟风可到。羌活气厚味薄,性浮以升,善行气分之邪。防风能通行一身,防御外风,为散药中润剂。如多用主散,少用主利窍。羌活,防风配用,自上达于周身,有疏风胜湿止痛之效。善治风湿在表在上,偏正头痛,身重关节疼痛,偏于游走性者。

常用量:

羌活　10克

防风　10克

(二十八) 羌活　独活

功用:祛风除湿,通络止痛。

主治:风寒湿痹,周身窜痛,项背挛急、疼痛等症。

按语:羌活性烈,偏治上部风湿,直上巅顶,横行肢臂,燥散解表之效力大;独活性缓,偏治下部风湿,疏导腰膝,下行腿足,长于治疗筋骨之间的风湿痹痛。前人有"独活入足少阴而治伏风,羌活入足太阳而治游风"之说。若两药合用,一上一下,可治脊背或者一身尽痛,属于风寒湿痹者。项背不舒苔白腻者宜羌活,如苔薄白津少者则去羌活,用生葛根以解肌生津。

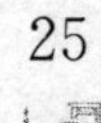

常用量：
羌活　10克
独活　10克

(二十九) 全蝎　钩藤

功用：清热息风，通络止痛。

主治：风热致顽固头痛，口眼歪斜，三叉神经痛，面部痉挛。

按语：全蝎息风止抽，通络止痛，解毒散结，能引各种风药直达病所，对于频频抽动，手足震颤、头部摇动效强，止痛作用最佳；钩藤清肝泄热而平肝阳，息风镇痉，治肌肉跳动，手足抽搐。两药合用，清热息风，通络止痛。用治肝风内动，头晕，口眼歪斜，项强，四肢抽搐，烦躁不安等症。

常用量：
全蝎　3～4.5克(研末吞服，每次0.6克)
钩藤　15克

(三十) 川芎　生石膏

功用：祛风活血，清热止痛。

主治：风热实热头痛。

按语：川芎味辛性温，芳香气烈，为血中气药，上行头目，下行血海，能散肝经之风，治少阳厥阴经头痛之要药；生石膏甘辛而淡，性寒而凉，质重而降，为清气分实热之药，偏于清泻里热，味辛又有透达之长，能解肌表之热。凡风邪头痛，每多用风药治疗，以巅顶之上，惟风药可到。

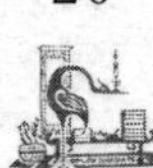

川芎、石膏，一血一气，一热一寒，升中有降，既防川芎之升散太过，又防石膏之冰伏寒凝。

常用量：

川芎　6～10克

生石膏　30克

(三十一) 茺蔚子　明天麻

功用：祛风通络，止痉痛。

主治：风中络道，闭而不通之头痛、头晕、高血压病。

按语：茺蔚子重坠下降，偏于行血去瘀，前人云："治风先行血，血行风自灭"，本品行血去瘀，行中有补，即寓有祛风之效，此外尚有明目益精、清泻肝热之效。明天麻息风祛痰止痉，既能辛散外风，也能平息内风，辛润不燥，通和血脉，为风药中之润剂。两药合用，气血双调，祛风通络，清肝止痛，治内风痰热，风中络道之头痛、眩晕有效。

常用量：

茺蔚子　10克

明天麻　10克

(三十二) 海桐皮　左秦艽

功用：祛风除湿，通络止痛。

主治：风湿阻络，腰腿肌肉酸痛，甚则肢体挛急不遂及小儿麻痹后遗症。

按语：海桐皮循经达络，为宣散之品，偏于治上半身之疼痛。左秦艽辛散苦泄，性质和平，为风药中之润剂，能散风除湿，舒筋通络，偏于治下半身之疼痛。两药配

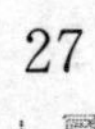

合，上下同治，祛风除湿，凉血止痛，治风湿湿热流注下焦，腰膝疼痛者。

常用量：

海桐皮　10克

左秦艽　10～15克

(三十三) 海桐皮　豨莶草

功用：祛风除湿，通利血脉，降低血压。

主治：风湿痹痛，筋骨不利，骨节疼痛，四肢麻木，半身不遂或小儿麻痹后遗症。

按语：海桐皮苦辛平，入血分，祛风除湿，通络止痛，偏于走上。豨莶草辛苦微寒，祛风除湿，活血通络，解毒降压。两药配用，祛风除湿，通利血脉，降低血压力强。高血压见四肢麻木，苔白腻者更为适用。

常用量：

海桐皮　10克

豨莶草　10克

(三十四) 桑叶　桑枝

功用：解表疏风，通络止痛。

主治：外感初起周身不适，风湿痹痛，四肢拘挛，关节疼痛，或肝热肝风之头晕肢麻。

按语：桑叶质轻性寒，既能清泄肺卫风热，又能清泻肝胆之火，桑枝苦平，既除风湿止诸痛，又利关节治麻木。两药相须为用，轻清发散，通达四肢，不仅能治外感风热之周身不适，也治肝热肝风引起之头晕、头痛、四肢麻木

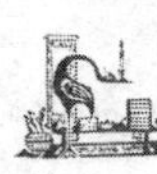

诸症。性质和平，功效确实。惟桑枝用量要大。

常用量：

桑叶　10 克

桑枝　15～30 克

（三十五）桑枝　桑寄生

功用：祛风湿，强腰膝，降血压。

主治：风湿肾虚，腰肢酸痛，屈伸不利，阴虚阳亢，血压高，肢体麻木。

按语：桑枝祛风除湿，利关节，通络止痛，尤宜于风邪化热之热痹。桑寄生补肝肾，强筋骨，养血脉，祛风湿。两药合用，祛风湿，补肝肾，强腰膝，一通一补，治肾虚风湿，或血虚筋脉失养之腰肢酸痛，四肢麻木不仁。

常用量：

桑枝　30 克

桑寄生　30 克

（三十六）苍术　防风

功用：祛风燥湿。

主治：湿盛水泻及风湿痹痛。

按语：苍术辛散苦燥，外能解风湿之邪，内能燥湿健脾，故湿邪为病，不论表里上下，皆可随症配用。炒用辛散性弱，多用于燥湿健脾，可配防风祛风燥湿，因“风能胜湿”之故，治湿胜水泻。苍术生用辛散性强，配防风以祛风发汗，治风湿痹痛。苍术偏燥湿，防风偏祛风。两药合用，一燥一散，风湿俱除。

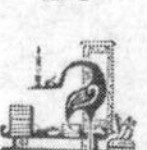

常用量：

苍术　10 克

防风　10 克

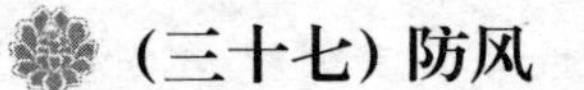

(三十七) 防风　防己

功用：祛风、胜湿、止痛。

主治：风湿阻络，关节肿痛。

按语：防风为风病主药，性温且能胜湿；防己为利水止痛之品，为治湿痹要药。两者配伍，既能祛风胜湿，又能利水止痛，一散一利，相得益彰。用治风湿热痹，全身关节疼痛者。

常用量：

防风　10 克

防己　15 克

(三十八) 嫩桑枝　丝瓜络

功用：通利关节。

主治：湿热阻痹关节疼痛，手臂指麻。

按语：桑枝能达四肢，行经络，利关节，助药力，性味苦平，为祛风良药；丝瓜络味甘性寒，入经络，解热邪，热除则风去，络中津液不致结而为痰，变成肿毒诸症。两药合用，能祛风邪，通利关节，可治湿热阻痹筋骨酸痛，以及风邪入络的手臂指麻。

常用量：

嫩桑枝　30 克

丝瓜络　10 克

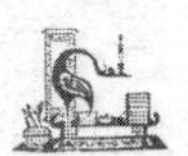

(三十九) 海风藤　络石藤

功用:通络止痛,凉血消肿。

主治:风湿化热,关节肿痛,全身游走性疼痛。

按语:海风藤辛苦微温,祛风湿,通经络,配合苦寒之络石藤能宣风通络。以风在络中,则络道闭塞。因苦寒能清热凉血消痈,两药配用,祛风通络止痛力强。故治风湿化热,关节肿痛,筋脉拘挛,不易屈伸者甚效。

常用量:

海风藤　10～15 克

络石藤　10～15 克

(四十) 青风藤　海风藤

功用:祛风寒湿,活血止痛。

主治:风寒湿痹,筋脉拘挛。

按语:青风藤辛苦温,能通经入络,善治风疾,温达肝脾,以风气通于肝,故入肝,风胜湿,湿气又通于脾;海风藤通络利水,又有清热解毒作用,配青风藤可治风寒湿痹,肢节酸痛,关节不利,筋脉拘挛。如对血虚风湿入络,肩臂酸痛,可配当归、二芍、黄芪、鸡血藤、桂枝等同用。

常用量:

青风藤　10～15 克

海风藤　10～15 克

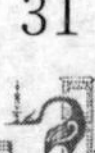

(四十一) 木瓜　牛膝

功用:舒筋活络,和胃化湿。

主治：湿痹筋络，关节不利，脾胃湿盛，霍乱转筋。

按语：木瓜酸温，功能理脾胃，化湿邪，止吐利，敛津液，通筋络，舒挛急，佐以牛膝性善下行，直走肝肾血分。两药合用，既能温通肌肉之湿滞，又能活血通利血脉，治疗湿痹，下肢拘挛，筋骨疼痛，霍乱转筋。

常用量：

木瓜　12克

牛膝　10～15克

(四十二) 茯神木　乳香

功用：祛风除湿，舒筋定痛。

主治：风湿痹痛，筋骨拘挛。

按语：茯神木甘平，功能安神，祛风燥湿(也可用松节代替)；乳香辛散苦泄温通，行气活血止痛，配茯神木名神香散，祛风除湿，舒筋定痛，治风湿痹痛，筋骨拘挛及心腹诸痛。

常用量：

茯神木　12克

乳香　6克

(四十三) 川乌　草乌

功用：祛风散寒，逐湿止痛。

主治：寒湿风痹，关节冷痛，阴疽。

按语：川乌性猛祛风，能逐风寒湿邪，长于祛风寒痛。草乌性猛气锐，搜风胜湿，化顽痰，治恶疮，通经络，利关节，直达病所，力胜川乌。川、草乌同用，则祛风散寒，逐

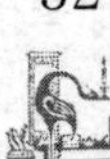

湿止痛力强。应用煎剂时需先煮 40 分钟，以减少毒性。临床多用治寒痹、类风湿关节炎等。

常用量：

川乌　10～15 克

草乌　10～15 克

(四十四) 豆豉　鲜生地

功用：滋阴透邪。

主治：温邪深伏少阴，尚未透达气分，发热夜甚，无汗，口干而不渴，头晕腰酸，甚则烦躁谵语或温毒发斑，舌红苔白干或苔白浊而舌底绛色隐隐。

按语：豆豉为温病解表剂之主药，善治风热在气分之发热，有发汗不伤阴之说。本品宣疏发汗，清透温热。鲜生地苦微甘大寒，功能清火凉血，治温邪劫津，舌干绛，吐血、衄血。两药合用，能助少阴以托邪，达到滋阴不敛邪，透邪不伤正的效果，古方“黑膏”即由此两药为主组成。

常用量：

豆豉　12 克

鲜生地　15～30 克

(四十五) 威灵仙　桑寄生

功用：养血润筋，祛风除湿。

主治：血虚风湿痹痛，肢节不利，周身窜痛。

按语：威灵仙能走十二经，为祛风药中善走者之一。能祛风湿，通经络，善治四肢麻木疼痛，对下肢的风湿疼痛，效果显著。桑寄生补肝肾，强筋骨，养血润筋。两药

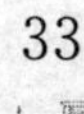

合用，一散一补，养血祛风湿，使威灵仙走中有守，不致过于走窜，对体虚风湿痹痛者适用。

常用量：

威灵仙　10克

桑寄生　30克

(四十六) 桂枝　牛膝

功用：温中祛寒，活血止痛。

主治：肝肾不足，筋骨软弱又受风寒引起脊背、腰腿疼痛或气血寒滞之经闭、痛经。

按语：桂枝辛温，辛祛风寒，温通经脉，横行肢臂；牛膝活血祛瘀，通经，补肝肾，强筋骨，性善下行。两药合用，入血分，温中祛寒，活血止痛，上下同治，主治肢节疼痛、血寒经闭诸症。偏活血用川牛膝，若补肝肾用怀牛膝。

常用量：

桂枝　10克

牛膝　10～15克

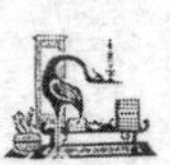

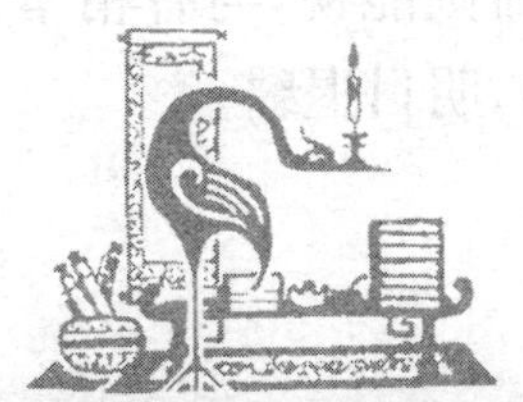

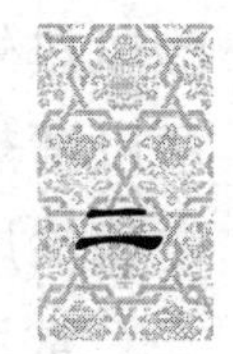

二 清热泻火

(一) 银柴胡　南薄荷

功用:清泄肝热。

主治:阴虚肝热,骨蒸劳热,小儿疳积,消瘦发热。

按语:银柴胡甘苦微寒,入肝胃,清肝胃虚热兼能退疳疾之发热;南薄荷辛散风热,并能清肝,配银柴胡清泄肝邪,能退骨蒸劳热。临床还可配地骨皮、秦艽同用。

常用量:

银柴胡　10 克

南薄荷　6～10 克

(二) 谷精草　密蒙花

功用:明目退翳。

主治:肝血不足,风热上壅,目生翳膜,视物不清,迎风流泪。

按语:谷精草甘平走行上焦,直达巅顶,善于疏散头部风热,而无寒凉遏抑之弊,其明目退翳之功优于菊花,长于治风热外袭，风重于热之目不明实证。密蒙花甘以补血，寒以清热，养血明目，专在治本。目得血则能视，与谷精草之偏治风热不同。两者合用，标本同治，明目退翳。

常用量：

谷精草　10克

密蒙花　10克

（三）晚蚕砂　夜明砂

功用：升清降浊，凉血散结，除翳明目。

主治：肝热血郁之目赤，头晕眼花，目生白翳。

按语：晚蚕砂入气分，升清降浊，祛风除湿。夜明砂辛寒入血分，降多升少，清肝化瘀，消翳明目。两药合用，升清降浊，凉血散结，除翳明目。

常用量：

晚蚕砂　12克

夜明砂　10克

（四）焦山栀　淡豆豉

功用：清热除烦，宣透表邪。

主治：外感风热，邪郁胸膈，躁扰不宁，心烦不得眠，身热，舌红，苔微黄。

按语：栀子苦寒清心除烦，清泄胃中之热，豆豉具升散之性，宣泄胸中郁热。两药合用，一清一透，具有清热除烦之效。药虽两味，寓有解表清里之意，开后人表里双解之法门。临床具体应用时，常可加入清热解毒、化湿、利湿等药物。

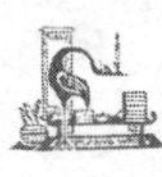

常用量：

焦山栀　10 克

淡豆豉　12 克

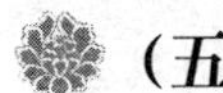 (五) 焦山栀　淡竹茹

功用:清三焦热。

主治:湿热蕴结心烦懊侬,泛恶,胁痛,小便短赤。

按语:焦山栀入血分,凉血清热,能清三焦郁火。淡竹茹清热化痰,和胃降逆,善通胆络,宁神开郁。两药合用,清三焦火,治痰热蕴结之心烦懊侬,泛恶,胁痛,小便短赤。

常用量：

焦山栀　10 克

淡竹茹　12 克

(六) 山栀　滑石

功用:泻火利湿。

主治:心移热于小肠,小便赤涩。

按语:山栀苦寒降泄,清三焦火,凉血清心热,其性下行,能降火从小肠膀胱而出。栀子并非利小便药,实乃清肺,因肺为水之上源,肺清则化行,而膀胱津液之腑,得此气化而出。滑石甘寒滑利,滑以利诸窍,通壅滞,下垢腻;甘以和胃气,寒以散积热。淡渗滑利有降下之功。两药配伍,山栀偏清血分热,滑石能清气分热,泻火利湿,主治小肠膀胱湿热。

常用量：

山栀　10克
滑石　15克

(七) 栀子　知母

功用:清热除烦。

主治:热盛烦躁不眠,口渴,舌赤。

按语:栀子善能泻火清热除烦,既轻清上行能泻肺火,去肌表热,又苦寒泄降,能泻三焦火,凉血清心。知母苦寒而不燥,既能清实热,又可退虚热,与栀子配用清热除烦,治心肺俱热,烦躁口渴,舌赤不眠。

常用量:
栀子　10克
知母　10克

(八) 生石膏　栀子

功用:清泻脾胃。

主治:脾胃伏火,口疮,口臭。

按语:生石膏清肺胃火热,既治时行瘟疫,也治胃火牙疼,齿龈红肿而口渴。配栀子之清热泻火,可治一切火热之症。栀子生用时,泻火力大。

常用量:
生石膏　30克
栀子　10克

(九) 生石膏　细辛

功用:清热止痛。

主治:风热头痛、牙痛。

按语:生石膏大寒质重,直清肺胃,善清郁热而解肌。细辛辛温,发散辛开,宣利上焦诸窍浮热,疏散上下之风邪,能无处不到,又善通络止痛,用本品少量配大量生石膏,则清胃热而止牙痛,此热药入寒剂,取反佐之义。换句话说,即去细辛之性存其止痛之用。

常用量:

生石膏　30 克

细辛　3 克

(十) 生石膏　知母

功用:清肺胃热,养阴。

主治:热性病之壮热,烦渴,大汗出,脉洪大,糖尿病表现上消口干,口渴甚者。

按语:生石膏辛甘大寒,质重浊,其性走而不守,善清肺胃实热,用于肺热实喘里热重,津液未伤者,为邪热进入阳明气分之要药,偏于清。知母苦寒质润多液,其性守而不走,用于肺热燥咳,阳明热重津液已伤者,为滋阴降火之品,偏于滋。两者合用,一清一滋,有清热保津之效。

常用量:

生石膏　30 克

知母　10克

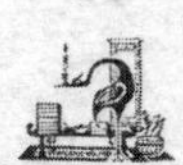

(十一) 竹叶　生石膏

功用:清肺胃热。

主治:肺热咳嗽,气逆不得平卧,口舌生疮,口干渴。

按语:竹叶甘淡性寒,轻浮上达,能解散上焦风热,清心肺之火热,导小肠膀胱湿热下行,清上导下,可升可降;生石膏清泻肺胃火热,除烦止渴。两药合用,辛凉甘寒,清解阳明。

常用量:

竹叶　10克

生石膏　30克

(十二) 竹叶　竹茹

功用:清热和胃。

主治:胃经湿热泛恶呕吐,心烦,溺少色赤,黄疸。

按语:竹叶甘寒能清心火,利小便,偏于清余留之心火而治心中烦热。竹茹清热化痰,和胃降逆而治呕呃。两药配伍,清热和胃,清上导下,使湿热下行,则诸症得解。

常用量:

竹叶　10克

竹茹　10～12克

(十三) 荷梗　竹叶

功用:清心祛暑,行气利水。

主治:夏日中暑,身热,胸闷,口渴,小便短赤,或湿热发黄。

按语:荷梗苦平,善祛暑湿,行气宽胸,升发脾胃清气。竹叶清心利水,导热下行。两药配伍,一升一降,清

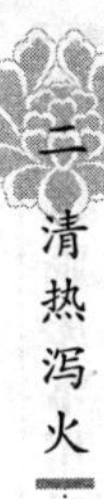

暑利水，行气开胃力强。对暑湿诸症治疗甚佳。

常用量：

荷梗　10 克

竹叶　6～10 克

(十四) 鲜芦根　鲜茅根

功用：清热生津，利水。

主治：感冒发热，口渴，呕吐，肺热咳喘，麻疹不透，急性肾炎，尿路感染之水肿、热淋。

按语：鲜芦根入气分，清热生津，清润不腻，无恋邪之虑。鲜茅根入血分，清热生津，凉血利水，味甘而不腻膈，性寒而不碍胃，利水而不伤阴。两药配用，气血双清，对气血热炽，阴津不足者，最为适用。

常用量：

鲜芦根　30 克

鲜茅根　30 克

(十五) 鲜芦根　肥知母

功用：清泻肺胃。

主治：胃火炽盛，烦渴，喜冷，牙痛，消食善饥，肺热咳嗽，痰黄，喉痒。

按语：鲜芦根清热生津，清肺透疹；知母滋阴降火，苦寒滑降。两药合用，滋阴降火，清泻肺胃。用治肺胃火盛阴伤之症。

常用量：

鲜芦根　30 克

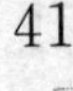

肥知母　10克

(十六) 马勃　青黛

功用:清热解毒,消肿止痛。

主治:上焦毒热,咽喉肿痛。

按语:马勃辛平体轻,能清宣肺部之热,又能散血中之毒,为治咽喉肿痛之药,对肺受风热所致之咳嗽失音也可治疗。青黛咸苦寒,清热解毒,凉血止血,又能消肿,还可以吹喉外用,治咽部生疮,红肿痛烂。两药合用,清热止痛,主治毒热咽喉肿痛,若配以青果、桔梗、生甘草、胖大海则更为有效。

常用量:

马勃　6克

青黛　10克

(十七) 轻马勃　黛蛤散

功用:清热散结,止痛止血。

主治:热聚上焦,咽喉疼痛,淋巴结肿痛,肝火犯肺,咳嗽夜甚,痰中带血,甚则咯血、衄血。

按语:轻马勃清宣肺热止咽喉肿痛,青黛消膈上热痰,配蛤粉清热化痰。两药合用,清热散结,止痛止血,可治疗毒聚于上焦,咽喉疼痛,淋巴结肿痛。

常用量:

轻马勃　6克

黛蛤散　12克

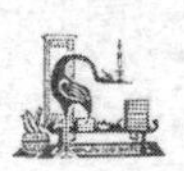

(十八) 牛蒡子 连翘

功用:清热解毒,散结止痛。

主治:上焦风热口舌生疮,咽喉肿痛及疮疡,风热痒疹、斑疹。

按语:牛蒡子散风除热,宣肺透疹,解毒利咽,因具滑利之性,故能通导大便。连翘清热解毒,善散温邪,能清散上焦心肺热邪,又能消散血中郁火壅结。两药合用,治疮疡肿毒,并能促进痈结的部分消散。此外,对咽喉红肿疼痛者也有效。

常用量:

牛蒡子 10 克

连翘 12 克

(十九) 瓜蒌根 瓜蒌皮

功用:清热生津,宽胸散结,润肺止咳。

主治:热性病伤津口渴,燥咳气逆甚则作喘。

按语:瓜蒌根又名天花粉,味甘性寒,清火生津力大,善养胃阴,止烦渴。瓜蒌皮质轻力薄,利膈宽胸,专清肺部,偏于化痰。瓜蒌根、皮同用,清热生津,宽胸散结,既能生津又化热痰,对热病津伤者适用。

常用量:

瓜蒌根 12 克

瓜蒌皮 10 克

(二十) 瓜蒌 漏芦

功用:清热通乳。

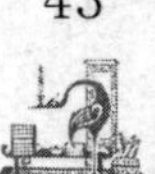

主治:邪热壅滞,乳汁不下,乳房胀痛。

按语:瓜蒌清胸胃之烦热,消肿散结。漏芦苦则下泄,咸则软坚,寒则胜热,泄热解毒,通经下乳。两药配用,清热通乳,毒解热除,则诸症自解。

常用量:

瓜蒌　30 克

漏芦　10 克

(二十一) 马勃　元参

功用:清热利咽止痛。

主治:风热壅阻,项肿咽痛。

按语:马勃轻虚上浮,善能解散上焦风热。元参壮水制火,能泻无根浮游之火,清咽利膈,又兼达肺经,除上焦之烦热,且可消除斑毒,退时气之温邪。两药配伍,具清上彻下之功,有清热利咽、滋阴止痛之效。

常用量:

马勃　6 克

元参　10～15 克

(二十二) 元参　麦冬

功用:养阴润肺,生津止渴。

主治:阴虚消渴,咳嗽痰少且黏,咽痛,口干口渴,舌红少苔或花剥。

按语:元参咸寒,滋阴降火,清热解毒,利咽散结。麦冬甘寒,清心润肺,养胃生津,止渴除烦。元参入肾偏清,麦冬入肺偏滋,两药配伍,一清一滋,金水相生,养阴润

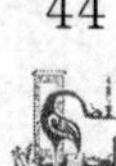

肺，生津止渴甚效。临床用治小儿阴伤咳嗽，不食，苔花剥者有效，有痰配川贝母，不食配莲子，气虚配沙参或太子参。

常用量：

元参 10克

麦冬 10克

(二十三) 元参 牡蛎

功用：滋阴泻火，软坚散结。

主治：痰火郁结之瘰疬、瘿瘤、痰核。

按语：元参泻火解毒，滋阴除烦，能退无根浮游之火，散周身痰结热痈。生牡蛎软坚散结，平肝潜阳。元参泻火，生牡蛎散结，两药配伍，滋阴泻火，软坚散结，解毒消散之力增强。

常用量：

元参 15克

牡蛎 30克

(二十四) 金银花 金银藤

功用：清热解毒，通络止痛。

主治：外感发热，咽喉肿痛，四肢酸楚，红肿疼痛，脉管炎等症。

按语：金银花清热解毒，又能消散上焦风热而解表，既清气也清营。金银藤作用小于金银花，但金银藤有通经活络，消经络中风热的作用，对关节热肿疼痛用之为宜。两药合用，能清上下周身风热，解毒消肿，又能止四

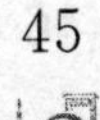

肢酸痛，如配桑枝、丝瓜络同用更妙。

常用量：

金银花　10～15 克

金银藤　30 克

(二十五) 银花　连翘

功用：清热解毒。

主治：温病发热，咽痛疮疡，风热痒疹，里热壅盛。

按语：银花性寒味甘，气味芳香，既可清风温之热，又可解血中之毒，偏于透上半身之热；连翘味苦性凉，轻清而浮，善清心而去上焦诸热，为治疮之要药，散结消肿，偏于透达全身躯壳之热。两药配合，清热解毒力强，为治温病之要药。

常用量：

银花　10～30 克

连翘　10～12 克

(二十六) 板蓝根　大青叶

功用：清热，解毒，凉血化斑。

主治：温热疫毒，咽痛，痄腮，黄疸。

按语：板蓝根清热凉血，解毒利咽，作用偏于局部；大青叶清热解毒，凉血化斑，作用偏于全身。板蓝根利咽喉，治大头瘟的作用超过大青叶，而大青叶凉血解毒化斑作用胜于板蓝根。两者配伍，则全身毒热能解，对于一些现代医学认为是病毒感染的疾病用之有效。

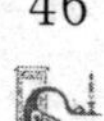

常用量：

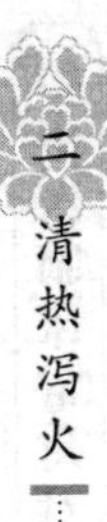

板蓝根　10～15 克

大青叶　10～15 克

(二十七) 板蓝根　元参

功用:清热解毒,滋阴降火。

主治:阴虚火旺夹毒热上攻,咽喉肿痛,口干舌红,脉弦细数。

按语:板蓝根清热解毒,凉血消肿,善治咽喉红肿。元参质润性寒,滋阴泻火,善除头面浮游之火,又能解毒散结。两药配用,一清一滋,清热利咽作用加强,对阴虚蕴毒之咽喉肿痛有效。

常用量:

板蓝根　10～15 克

元参　10～15 克

(二十八) 板蓝根　山豆根

功用:清热毒,利咽喉。

主治:热毒蕴结,咽喉肿痛,牙龈肿痛。

按语:板蓝根苦寒,能清热解毒,凉血利咽。山豆根大苦大寒,清热解毒,消肿止痛,专利咽喉。两药配用,清热利咽力强,对咽喉红肿,纯属里热蕴结者有效,若兼外感必须配用宣肺疏表之品,如薄荷、牛蒡子等,方不致有寒凉遏邪之弊。

常用量:

板蓝根　10 克

山豆根　6 克

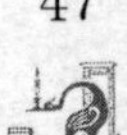

(二十九) 蒲公英　败酱草

功用:清热解毒。

主治:毒热瘀滞,肠痈腹痛,黄疸。

按语:蒲公英、败酱草均是清热解毒药。公英善于散结消肿,败酱长于化瘀,消肿,排脓。两药配用,对毒热血瘀之腹痛、腹胀、腹部有硬块等症均可应用。

常用量:

蒲公英　30 克

败酱草　30 克

(三十) 地丁　公英

功用:清热解毒,消散痈肿。

主治:血热壅毒,痈肿疮疡,红、肿、热、痛及尿路感染诸证。

按语:地丁、公英为有名的清热解毒药。但地丁凉血解毒作用大于公英,善治疔毒,公英散结消肿作用大于地丁,长于治乳痈。两药合用,相互促进,清热解毒,散结消肿力量增强。可治疔、疮、疖、痈、脓肿,具有红、肿、热、痛,舌红,脉数等症有效。

常用量:

地丁　10～15 克

公英　15～30 克

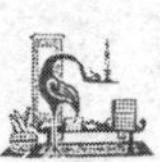

(三十一) 绿豆衣　生苡米

功用:清热解毒,健脾益胃。

主治：消渴（上消）。

按语：绿豆衣质轻性寒，清热解毒，又能祛暑；生苡米甘淡渗湿，清肺排脓，性寒而不伤胃，益脾而不滋腻，有健脾益胃之功，如再配合银花之清热解毒更妙。消渴多为津涸热淫，又最易生痈疡之患，临床有时可见有湿热而苔垢腻者，则应用本品适合。

常用量：

绿豆衣　10 克

生苡米　10～30 克

（三十二）生甘草　绿豆

功用：清热解毒，消暑。

主治：暑热烦渴，温毒伤津，食物药物中毒，阴茎挺长，胀痛不堪，"筋疝"。

按语：生甘草清热解毒，前人云："甘草解百毒"。绿豆清热解毒，消暑。两者合用，解毒力大，可以解附子、巴豆毒。此外对暑热烦渴，疮毒痈肿也可应用。

常用量：

生甘草　10 克

绿豆　10 克

（三十三）焦栀　酒芩

功用：清三焦、肺热。

主治：火热表里俱盛，烦躁，吐血，衄血，疮疡。

按语：栀子善清三焦火热，祛湿解毒，炒焦入血分，清血分郁热又能止血。黄芩偏于清泻上、中二焦之火

热；酒炒偏于清泻肺火，治上焦湿热。栀、芩合用，能清三焦肺热，止血热妄行，对血热之出血症或湿热黄疸，均可应用。

常用量：

焦栀 10 克

酒芩 10 克

(三十四) 酒黄芩　酒黄连

功用：清上焦火热，燥湿解毒。

主治：中上焦有热之目赤肿痛，口舌生疮及血分郁热，烦躁不安，痈肿疔疮，湿热下痢。

按语：黄芩偏于泻上、中二焦火热，善解热生之湿；黄连偏于泻心、胃火热，并能燥湿止泻，善清湿生之热。芩、连泻血分之火热。酒制，取它引药上行，能清上焦火热。两者合用，能除上、中焦之火热，清热解毒之力增强。

常用量：

酒黄芩　10 克

酒黄连　10 克

(三十五) 黄连　苏叶

功用：清热止呕。

主治：湿热呕吐不止。

按语：肺胃不和，易致呕吐。由于胃上有热，胃热移肺，肺不受邪，还归于胃，以致胃气上逆，故用黄连清胃热，苏叶宣通肺胃，使气行湿化，两药合用，调理肺胃，清热止呕。

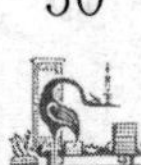

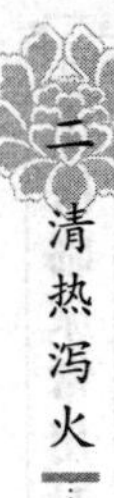

常用量：

黄连　10 克

苏叶　10 克

(三十六) 黄芩　白术

功用：清热安胎。

主治：妊娠初期胎漏下血，恶心呕吐，胎动不安属于胎热者。

按语：黄芩苦寒能清胎热；白术苦温能燥湿，甘以补中，健脾和胃，使脾健则能统血。前人称黄芩、白术为安胎圣药。因胎前多热，故用此两药有清热安胎之效。如遇阴虚血热患者，可用山药代白术，取其味甘性平，健脾补肾，补而不热。

常用量：

黄芩　10 克

白术　10 克

(三十七) 槐花　黄芩

功用：清热凉血，止血降压。

主治：肝阳上亢，头晕目眩，头胀头痛，面红颊赤，口苦咽干，心烦，大便秘结，小便短赤，苔黄舌红，脉弦滑数大。妇女血热崩漏。

按语：槐花，凉血止血，清热降压，对脑血管有出血倾向者用之佳。黄芩清热燥湿，泻火解毒，清热降压。两药合用，清热凉血，止血降压力强。

常用量：

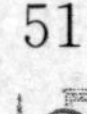

槐花　15克

黄芩　10克

(三十八) 知母　贝母

功用:清热滋阴,润肺止咳。

主治:水亏火旺之咳嗽发热,痰少且黏,口舌干燥,舌红。

按语:知母苦寒,质软性润,上清肺经,下泻肾火,兼清胃热;贝母苦寒,清热润肺,止咳化痰。知、贝母俗称“二母”,两者配用,育阴润肺,止咳化痰,对水亏火旺之干咳无痰,或少痰用之为宜。一般多用川贝母。

常用量:

知母　10克

贝母　10克

(三十九) 黄连　阿胶

功用:清热育阴。

主治:阴亏火旺,心烦不眠,热痢伤阴,大便脓血,舌红苔黄,脉象细数。

按语:黄连能降泻心火,燥湿解毒,阿胶能滋阴养血止血,一性刚以祛邪,一性柔以护阴,刚柔相济,补泻兼施,合用有泻火养阴之效,前人称“泻南补北”法。临床用治温病壮火炽盛,营阴大伤见心烦不寐、热痢伤阴、大便脓血等症。

常用量:

黄连　6～10克

阿胶　6～10 克

(四十) 乌梅　黄连

功用:泄热除烦。

主治:肝胃热盛,不欲饮食,甚则烦躁腹痛,面赤,心烦,舌赤,脉数,身热吐蛔。

按语:乌梅味酸,黄连味苦,酸苦合化阴气,泄热除烦,制蛔止痛。蛔虫遇酸则静,闻苦则下,故连、梅酸苦合用为宜。黄连清肝胆之热,解除因蛔虫上窜胆道引起的发热症状。此外,乌梅酸涩止痢,黄连解毒祛邪。两药合用,又可止久痢余热未尽者。

常用量:

乌梅　10 克

黄连　6～10 克

(四十一) 知母　黄柏

功用:清泄相火,退热除蒸。

主治:阴虚发热,骨蒸盗汗,相火亢盛之梦遗,性欲亢进,下焦湿热之淋疾。

按语:知母多用盐水炒以下行入肾,滋阴降火,偏用于肾经虚热,骨蒸,消渴;黄柏坚肾清热,偏用于肾经湿热,淋浊,膝软。黄柏清下焦有形湿热,知母泻下焦无根之火。两药合用可增强其清泄相火,退热除蒸之效。李时珍云:"知母之辛苦寒凉,下则润肾燥而滋阴,上则清肺金泻火,乃二经气分药也,黄柏则是肾经血分药,故二药必相须而行"。若加肉桂反佐,引药入肾治下消多尿,小

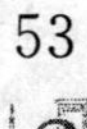

便混浊或尿闭。

常用量：

知母　10克

黄柏　10克

(四十二) 泽泻　黄柏

功用：清泻相火。

主治：相火过旺，骨蒸盗汗，遗精，阳强。

按语：泽泻咸寒入肾与膀胱，导下焦湿热垢浊，并泻肝肾二经相火。黄柏苦寒坚肾，清热而益阴，故能清热降火，专泻下焦相火。泽泻偏去气分热，黄柏能去血分热。两药配伍，清泻相火，一利湿，一燥湿，主治相火过旺，骨蒸盗汗，遗精阳强。

常用量：

泽泻　12克

黄柏　10克

(四十三) 苍术　石膏

功用：清热燥湿。

主治：暑温、湿温，壮热烦渴，身重，溺短。

按语：苍术温燥，外散风寒，内化湿浊；生石膏性寒，清泻暑热。两药合用，一温一寒，刚柔相济，用以燥湿清热，不伤脏腑之正气。可治湿化为热，乃太阴阳明同治之意。

常用量：

苍术　10克

石膏　15～30 克

(四十四) 苍术　黄柏

功用:清热燥湿,消肿止痛,除湿止带。

主治:湿热下注,足膝疼痛,痿症,下部湿疮,小便淋浊,女子带下。

按语:苍术苦温,祛风燥湿;黄柏苦寒,清下焦湿热而坚阴。两药合用,一燥一清,一温一寒,清热燥湿功胜。配活血药可治结节性红斑。

痿痹、脚气、疮疡等症,由于湿热而致者,多配牛膝应用。《素问·生气通天论》云:"湿热不攘,大筋软短,小筋弛长,软短为拘,弛长为痿。"湿热内侵,最易致痿。笔者曾应用此药配合三仁汤治一下痿病人,甚效。(一妇女年三十许,面白体丰,苔厚白腻,脉濡,卧床不起年余,由东北转院而来。)

常用量:

苍术　10 克

黄柏　10 克

(四十五) 石膏　桂枝

功用:清热通络。

主治:热痹,骨节红肿热痛。

按语:生石膏性寒,属气分药,能清泄阳明之热,使不消灼肌肉;桂枝性温,属血分药,能通行表阳,疏风解肌,能领邪外出作向导之官。两药配用,一寒一热,寒多热少,故可清热通络,治热痹骨节红肿热痛又兼畏风者。前

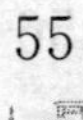
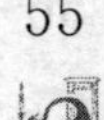

人认为太阳阳明同治，适用寒(邪)化为热之证。

常用量：

石膏　30 克

桂枝　10 克

(四十六) 知母　草果

功用：清热透邪。

主治：表里不和，乍寒乍热，温疫或疟疾，苔垢腻。

按语：知母性寒，能泻阳明独胜之热；草果辛温，燥脾去湿，芳香辟秽。两药合用，寒热并施，能调理脾胃，清热透邪。

常用量：

知母　10 克

草果　6 克

(四十七) 左金丸　血余炭

功用：疏肝和胃，清热止痢。

主治：湿热中阻，食欲差，脘腹痛，泄泻，痢疾。

按语：左金丸由黄连、吴萸两药组成，方中重用黄连以泻肝胃之火去湿热，少佐吴萸之辛热，以开郁。药仅两味而辛开苦降，清热疏肝之法备。吴萸辛热而用治肝火之证，是“去性取用”和反佐的配伍形式，再配以血余炭止血消瘀，取其收涩之意，更能增加止泄止痢之效。

常用量：

左金丸　10～15 克

血余炭　10 克

(四十八) 半夏　黄连

功用:清热燥湿,宽胸止呕。

主治:湿热痰浊,郁结呕恶,胸脘痞满,痰多黄稠,苔黄腻,脉弦滑。

按语:半夏辛温燥热,祛痰降逆,以开中焦气分之湿结;黄连苦寒降泄,清热燥湿,以开中焦气分之热结。两药配合,寒热互用以和其阴阳,辛开苦降以调其升降。能泻心消湿热之痞,化痰浊之结,使中焦得和,则诸症自愈。这种既用辛温之半夏,也用苦寒之黄连的配伍形式,符合脾喜温,胃喜凉的特点。

常用量:

半夏　10 克

黄连　6～10 克

(四十九) 苍术　地榆

功用:燥湿泻火,凉血止血。

主治:脾经湿热,痢疾下血。

按语:苍术燥湿健脾,长于运脾泻有余之湿邪;地榆凉血止血,泻火解毒,长于治下部出血的病症。两药配伍,燥湿泻火,凉血止血,治湿热泻痢或血痢。

常用量:

苍术　10 克

地榆　10 克

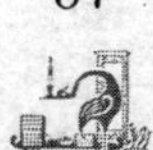

(五十) 生地　熟地

功用:清热凉血,养阴补血,益精填髓。

主治:血虚有热,肾阴亏虚,骨蒸潮热,低烧不退,头晕失眠,经少或崩漏。

按语:生地清热凉血,止血,滋阴养血,病之阴伤,余邪未尽者可以应用;熟地性温,补血益血,为峻补肾阴填精益髓之品。两药合用,对血虚有热,而热又不太甚者为宜。

常用量:

生地　10～30 克

熟地　10～30 克

(五十一) 生地　白芍

功用:清营凉血。

主治:营血炽盛,发斑,吐血,舌绛,唇焦。

按语:生地清热凉血,养阴滋液,阴滋火自息;白芍生用,养阴柔肝,配生地清营凉血止血,另外对阴虚有热,耗伤津液诸证也可应用。如用赤芍亦可,因赤芍凉血散血,既能增强清营凉血作用,又防止生地寒凉太过而引起瘀血停滞的弊病。

常用量:

生地　10～15 克

白芍　10～15 克

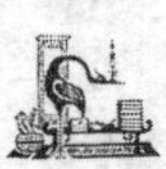

(五十二) 生地　小蓟

功用:清热凉血。

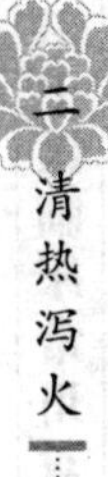

主治:热迫血行之尿血。

按语:生地养阴凉血清热,小蓟凉血止血(也可炒炭用,称小蓟炭)。两药合用,清热凉血,治热迫血行之咯血、衄血、崩中下血、尿血等症。偏于体实证实者用之有效。

常用量:

生地　15～30 克

小蓟　15～30 克

(五十三) 生地　茅根

功用:清热凉血,化瘀透邪。

主治:热邪入营,身热不退,舌绛,或发斑疹,血热妄行之吐衄。

按语:生地入血分,清热凉血,滋阴生津。茅根甘寒入血分,凉血透邪,善能化瘀利水。两药合用,凉而不滞,清热凉血,透邪外出。对热入营血诸症用之适宜。

常用量:

生地　15～30 克

茅根　15～30 克

(五十四) 丹皮　赤芍

功用:清营凉血,散瘀止血。

主治:热迫血行之出血症。

按语:丹皮泻血分郁热,凉血活血,使血流畅而不留瘀,血热清而不妄行。故对血热炽盛、肝肾火旺及瘀血阻滞等症,都视为要药。赤芍能清血分实热,散瘀血留滞。

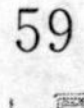

本品与丹皮相近，惟丹皮清热凉血的作用较佳，既能清血分实热，又能治阴虚发热；而赤芍只用于血分实热，以活血散瘀见长。两药配伍，清营凉血，活血散瘀，用于热入营血及血热妄行等症。

常用量：

丹皮　10克

赤芍　10克

(五十五) 丹皮　栀子

功用：清热凉血。

主治：肝郁火旺，颊赤口干，心烦，月经不调。

按语：丹皮入血分，凉血清热，又能通血脉中之壅滞；栀子入气分，能清三焦气分郁火，入血分也能凉血清热。两药合用，清肝泻热凉血，治肝郁火旺，血热之咯血、衄血、吐血、倒经、月经前期、漏血频至等症。

常用量：

丹皮　10克

栀子　10克

(五十六) 双花炭　赤芍

功用：清热解毒，和营止血。

主治：痢疾红白，脓血相杂。

按语：双花炭凉血止血，又能清热解毒；赤芍凉血清热，活血破血。两药配伍，清热解毒，和营止血。治热毒停滞之痢疾，发热腹痛，大便带脓血，里急后重等症。

常用量：

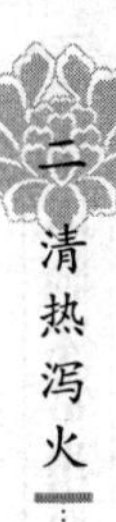

双花炭　10 克

赤芍　10 克

(五十七) 青蒿　地骨皮

功用:清热除蒸。

主治:阴虚劳热骨蒸。

按语:青蒿入血分,清透邪热,退无汗骨蒸;地骨皮凉血退虚热,治有汗骨蒸。两药合用,呈清热除蒸之效,一清肝胆虚热,一清肺中伏火。

常用量:

青蒿　10 克

地骨皮　10 克

(五十八) 青蒿　鳖甲

功用:养阴透热。

主治:热伏阴分夜热早凉,热退无汗,阴虚潮热骨蒸,舌红少苔,原因不明之低烧。

按语:青蒿芳香逐秽,清透邪热,领邪外出;鳖甲潜阳滋阴,入阴络搜邪,善清骨间邪热。两药合用,能呈滋阴透热之效。如配生地、丹皮滋阴凉血则疗效更好。这对药物以治暑热邪在少阳为宜,如寒邪在少阳者当用柴胡、黄芩。

常用量:

青蒿　10 克

鳖甲　15 克

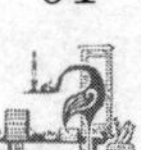

(五十九) 鳖甲　知母

功用:滋阴清热。

主治:阴虚劳热骨蒸。

按语:鳖甲滋阴清热,软坚散结,能退骨蒸劳热及阴虚潮热;知母性寒质润,能入肾经清有余之相火,治有汗之骨蒸,止虚劳之热,滋化源之阴,乃清肺滋阴之品。两药合用,滋阴清热,肾水生则虚火降,诸症自愈。

常用量:

鳖甲　15克

知母　10克

(六十) 龟板　元参

功用:育阴清热。

主治:阴虚火旺骨蒸劳热,肾阴不足之腰脚痿弱,筋骨不健。

按语:龟板介类,补肾阴,退骨蒸,通任脉,潜虚阳;元参除肾经浮游之火,兼能滋肾。龟板偏于滋阴潜阳,元参偏于滋阴降火,两药配用,育阴清热,可治阴虚火旺诸症。

常用量:

龟板　10～15克

元参　10～15克

(六十一) 元参　贝母

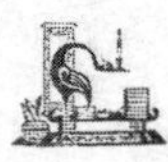

功用:清热解毒,化痰散结。

主治:瘰疬瘿瘤。

按语：元参苦咸微寒，滋阴降火，能散瘿瘤瘰疬；贝母辛苦微寒，解郁散结，化痰消肿。凡肝肾阴亏，虚火内动，灼津成痰，痰火凝结而成瘰疬，用以消散，可以取效。若久病溃烂者，也可服用。

临床运用，可加入海藻、昆布、牡蛎、蒌皮等软坚化痰药；肝火旺者，酌加丹皮、山栀、夏枯草等清肝火药，则疗效更佳。

常用量：

元参　10～15 克

贝母　10～15 克

(六十二) 白薇　白蒺藜

功用：清肝明目，凉血除晕。

主治：肝热头晕，头痛，头胀。

按语：白薇清热凉血益阴，善除血热，退虚热。肝藏血，肝血不足易生内热。肝热上扰易致头痛头胀。白薇配白蒺藜平肝明目，散风除晕，则诸症自解。

常用量：

白薇　15 克

白蒺藜　10～15 克

(六十三) 石膏　生地

功用：气血两清。

主治：气血两燔，口渴，牙痛，失血，脉数，舌绛。

按语：石膏入气分，专清阳明气分之热，生地入血分，凉血止血，养阴清热，能补少阴。两药合用，一气一血，共奏气血两清之效。主治气血两燔之症。

常用量：

石膏　30 克

生地　15～30 克

(六十四) 鸦胆子　龙眼肉

功用：益脾杀虫止痢。

主治：热性赤痢、休息痢。

按语：鸦胆子极苦寒，凉血解毒，杀虫止痢，防腐生肌，能除肠中积垢。龙眼肉补心安神，养血益脾。两药合用，驱邪扶正，各展其能，龙眼肉甘缓补脾，能减少鸦胆子苦寒败胃之弊。现多用治阿米巴痢疾。

鸦胆子去壳取仁，外用龙眼肉包裹，饭后吞服。

常用量：

鸦胆子　5～20 粒（一次量）　每日服 3 次，连服 10～14 天。

(六十五) 生地　淡附片

功用：养阴扶阳。

主治：邪伏少阴，阴阳两虚，不能鼓邪外出，腰酸耳聋，发热夜甚，神情不爽，便溏，脉左细数弱，尺脉弱不应指。

按语：正虚则邪陷，伤寒则有麻黄附子细辛汤，以温经托邪。温病铄人之阴，故用生地、附片助阴扶阳以托邪外出。如只助其阴，而不鼓动其阴中之阳，恐邪气深伏而不出。故于大剂养阴托邪之中，佐附子以助阳，俾邪得外

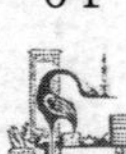

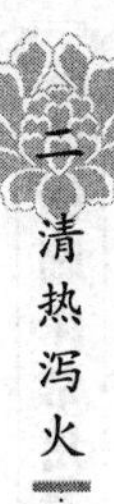

达，方可图治。

常用量：

生地　30 克

淡附片　6～10 克

(六十六) 白芍　川附片

功用：敛阴固阳。

主治：邪伏下焦，便溏腹痛如痢，汗多肢寒，舌红苔白，脉弦数。

按语：白芍养血敛阴，柔肝安脾，用治肝脾不调之腹痛挛急泻痢有效，附子辛甘大热，引血药入血分，壮命门之火，而温肾散寒，芍药之酸可益血，附子之辛可以复气，芍药敛阴止汗，附子固肾回阳。两药同用，寒热并施，阴阳同治。主治阴伤阳虚之候。

常用量：

白芍　15 克

川附片　10 克

(六十七) 鲜生地　生姜

功用：疏营透邪。

主治：血虚冒风，引动伏邪，寒热无汗或有汗不解，咳促有痰，舌质干绛，苔色灰浊，脉弦数。

按语：鲜生地清热止血，凉血解毒，多用于热病伤阴之候，生姜解表散寒，化饮宁嗽，止痛和血。两药合用，寒温并施，用鲜生地以清热凉血救阴，以生姜辛散透邪，又防生地之阴凝助浊。营热受邪，急须疏营透邪。

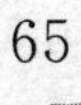
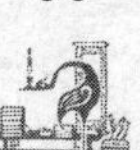

常用量：

鲜生地　15～30 克

生姜　10 克

(六十八) 鲜生地　薄荷

功用：育阴凉血，辛凉透热。

主治：热郁血络，身热喘促，左偏头痛，烦躁。

按语：鲜生地清热凉血，生津止渴；薄荷清轻凉散，芳香开郁，表散风热，舒解气郁。两药合用，育阴凉血，辛凉透热。

常用量：

鲜生地　30 克

薄荷　10 克

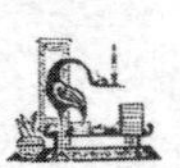

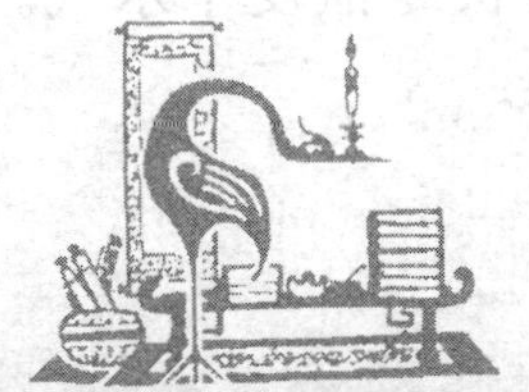

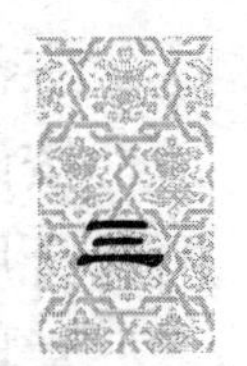

三 化湿利水

(一) 黄芪　防己

功用：益气利水。

主治：风湿、风水，脉浮身重，汗出恶风，小便不利。湿痹，肢体沉重麻木。

按语：黄芪甘温益气固表而利水消肿；防己苦寒利水消肿，除湿止痛。黄芪是扶其正，防己是祛其邪，一升一降，扶正祛邪之法既备，故对于正虚邪实这一矛盾的两面都能照顾，体现了标本兼顾的配伍形式。补利相兼，升降调和则益气利水效强。也可治气虚湿盛慢性肾炎、心脏病水肿等症。

常用量：

黄芪　10～30 克

防己　10 克

(二) 黄芪　茯苓

功用：益气行水。

主治：气虚水肿，汗出，小便短少，舌质较淡，边齿痕。

按语：黄芪补益卫气，生用达表；茯苓泄皮中水气。两药合用，益气行水，使脾健则可制水。

常用量：

黄芪　10～15 克

茯苓　10～15 克

(三) 车前子　怀牛膝

功用：补肾利水。

主治：肾虚尿闭，小便不利，足肿，腰重。

按语：车前子甘寒滑利，性专降泄，有通利小便、渗湿泄热之功效；怀牛膝补肝肾，活血祛瘀，利尿通淋。两药合用，补肾利水，治肾虚尿闭，小便不利诸症。

常用量：

车前子　10～15 克

怀牛膝　10～15 克

(四) 茯苓　猪苓

功用：利水渗湿。

主治：水湿内停，水肿，水泻。

按语：茯苓走气分，淡渗利湿，益脾宁心，兼有补益之性；猪苓入血分下降，利水之力大于茯苓，但无补益之性，茯苓善祛脾经水湿，猪苓长于祛胃经水湿。两药配伍，利水渗湿，扶正祛邪兼顾，主治脾胃水湿内停诸症。

常用量：

茯苓　10 克

猪苓　12克

(五) 茯苓　泽泻

功用:渗湿利水。

主治:水饮内停之小便不利,口渴,水肿,泄泻。

按语:茯苓淡渗利水,渗湿而健脾;泽泻渗湿而泄热,专泄肝、肾之火。茯苓有补有泻,而泽泻则有泻无补。两药配用,利水作用加强,茯苓能上渗脾肺之湿,从肺以"通调水道,下输膀胱",使水道畅通无阻,则小便自利,气分水湿热除,肿消,泻止。

常用量:

茯苓　10克

泽泻　12克

(六) 赤茯苓　白茯苓

功用:渗湿利水。

主治:水湿停滞,小便不利,水肿。水饮不化,痰饮停滞,心神不安,失眠。

按语:茯苓药性缓和,功能益心脾,利水湿,补而不峻,利而不猛,既能扶正,又可祛邪。赤茯苓偏利湿热而无补性,兼入血分;白茯苓健脾渗湿而略有补性,专走气分。两药配用,可用于虚实夹杂之水湿内停,既有体虚心神不安,失眠,又有小便不利,水肿诸症。

常用量:

赤茯苓　10克

白茯苓　10克

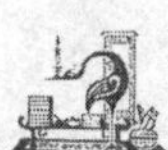

(七) 防己　桂枝

功用:行水散结。

主治:支饮痞坚,咳逆倚息不得卧,其形如肿,喘满痞坚,面色黧黑,脉沉紧。

按语:防己利水消肿,除湿止痛;桂枝善通阳气,能化阴寒。两药合用,一苦一辛,一寒一温,苦辛通降;行水饮而散结气,可使心下痞坚消散。

常用量:

防己　10 克

桂枝　10 克

(八) 泽泻　泽兰

功用:利水行血。

主治:水臌,血臌之腹水。

按语:泽泻入气分,利水渗湿而泄热;泽兰入血分,活血祛瘀,消散瘀滞,并能消肿利水。两药配合,气血同治,利水行血而消肿。

常用量:

泽泻　12 克

泽兰　15～30 克

(九) 泽泻　枳壳

功用:疏导二腑。

主治:消渴,烦躁,咽干,面赤,两便不利,苔腻舌尖红。

按语:心与小肠相表里,经曰:"心移热于肺,传为鬲

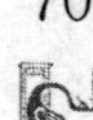

消”。今用泽泻泻膀胱火，枳壳宽大肠之气，两药合用，疏导二腑，使小腑清利，则心火下降。又肺与大肠相表里，大腑流畅，则肺经润泽，宿热既除，其渴自止。

常用量：

泽泻　12 克

枳壳　10 克

(十) 杏仁　苡仁

功用：行气利水，排脓。

主治：湿温，肺痈，咳吐脓血样痰。

按语：杏仁辛开苦降，开肺气，启上闸，宣通上焦肺气；苡仁生用甘淡渗湿，利下焦之湿热。两药配伍，辛开肺气于上，甘淡渗湿于下，宣通气机，使留恋于气分之湿热，上下分消而解。主治湿热留恋气分，湿重于热之症。

常用量：

杏仁　10 克

苡仁　10～30 克

(十一) 云茯苓　白蒺藜

功用：利湿平肝。

主治：气郁湿阻头晕，胃脘痛。

按语：云茯苓既利水渗湿，又健脾和中，对脾虚湿阻有标本兼顾之效；白蒺藜苦泄辛散，能疏肝散郁结，平肝明眼目。两药配合，一降一散，利湿平肝，使湿浊去，清阳升而头晕止，肝气平，不致犯胃，则胃痛除。

常用量：

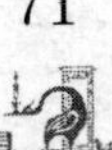

云茯苓　10克
白蒺藜　10克

（十二）白茯苓　车前子

功用：健脾利水，分利湿热。

主治：脾虚泄泻，心肾不交，膀胱湿热，遗精，淋浊，水肿。

按语：白茯苓渗湿利水，健脾养心，补而不峻，利而不猛，既能扶正，又可祛邪；炒车前子味甘略兼咸味，渗湿止泻，行而有补。两药配伍，健脾利水，疏利膀胱湿热，使湿热除而不扰动精宫，精气宁谧，遗精必止。

常用量：

白茯苓　10～15克
车前子　10～15克

（十三）泽泻　白术

功用：利水健脾。

主治：胃内停饮，头目眩晕，苔白腻，脉弦滑。

按语：泽泻利水除饮，乃通利脾胃之药，以其淡渗能利脾中之水，水去则脾燥而气充，因脾喜燥而恶湿之故；白术更能补脾制水。脾健则运化有权，诸病易愈。两药合用，利水健脾，水去脾健，清阳之气上升，浊阴之气下降，则头目眩晕自止。

常用量：

泽泻　12克
白术　10克

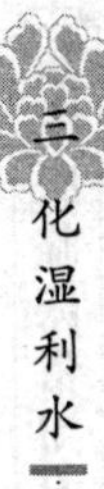

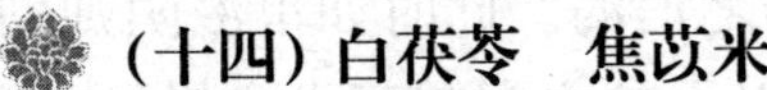

(十四) 白茯苓　焦苡米

功用:渗湿健脾。

主治:脾虚泄泻。

按语:白茯苓渗湿利水,健脾止泻。焦苡米健脾除湿,偏于止泻。如既要健脾,又要清热渗湿,可生熟苡仁并用。两药配合,渗湿健脾,药性缓和,是平补利湿之品。

常用量:

白茯苓　10～15 克

焦苡米　10～15 克

(十五) 苍术　厚朴

功用:燥湿运脾。

主治:湿邪困脾,运化失司之食欲不振,消化不良,呕恶烦闷,腹胀泄泻。

按语:苍术苦温辛烈,运脾燥湿;厚朴苦辛温,除湿宽胀,性味从辛、从燥、从苦组成,而能消(食)能散(痰湿),对有湿、有滞、有积适宜。湿除脾运,中阳得振则诸症自解。

常用量:

苍术　10 克

厚朴　10 克

(十六) 苍术　元参

功用:健脾滋肾。

主治:消渴。

按语:苍术燥湿健脾,升阳散郁;元参滋阴降火,清热

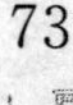

解毒，治湿邪未尽，阴液已伤之消渴。此时如单滋阴则助湿，祛湿则劫阴，两药配用，以元参之润制苍术之燥，以苍术之燥制元参之腻，则健中更强，养阴逐湿，两擅其长，临床用治消渴苔腻舌红，血糖增高者有效。

常用量：

苍术　10 克

元参　10 克

（十七）附子　茯苓

功用：温肾利水。

主治：阳虚水停小便不利，四肢沉重，肢体浮肿，苔白不渴，心下悸，头眩，脉沉。

按语：附子药性刚燥，走而不守，能上助心阳以通脉，中温脾阳以健运，下补肾阳以益火，是温里扶阳要药。配茯苓之淡渗利水，则有温肾利水之功。

常用量：

附子　10 克

茯苓　10 克

（十八）茯苓　枳壳

功用：和中宽胸。

主治：痰停中脘，胸膈不舒，两手疲软，肩背酸痛，脉沉细。

按语：痰饮流入四肢，令人肩背酸痛，两手疲软，不可误认为风，可用茯苓利水渗湿，健脾和中，以治湿饮停痰；枳壳泻痰除痞，行气宽中，使气行湿化而痰饮自除。两药

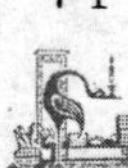

合用，和中宽胸，渗湿化痰，治痰停中脘之症。

常用量：

茯苓　10 克

枳壳　10 克

(十九) 大腹皮　抽葫芦

功用：消肿除满。

主治：气滞水停之腹水。

按语：大腹皮善走，能畅利肠胃之气滞，泄散布于腹皮之水邪；抽葫芦又叫陈葫芦，味甘性平，功能利水而消皮肤肿胀。两药配伍，消肿除满，治气滞水停之大腹水肿，面目浮肿等症。

常用量：

大腹皮　10 克

抽葫芦　30 克

(二十) 冬瓜子　青橘叶

功用：利湿消胀，理气止痛。

主治：气水郁滞，胸胁胀痛，咳嗽有痰。

按语：冬瓜子清肺化痰，渗湿排脓，润燥导滞，消肿退热；青橘叶舒肝解郁，导胸胁逆气，而消肿散结。两药配伍，利散结合，理气止痛，利湿消胀，可治气水郁滞之胸胁胀痛。

常用量：

冬瓜子　15 克

青橘叶　15 克

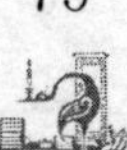

（二十一）冬瓜子　冬葵子

功用：利湿止痛。

主治：肺痈、肠痈、悬饮，水肿，二便不通。

按语：冬瓜子入血分，凉血清热化痰，消肿排脓，可上清肺中蕴热，下导肠内积垢；冬葵子甘寒滑利，利尿滑肠。两药合用，利湿止痛，滑利排脓，主治内痈诸症。

常用量：

冬瓜子　10克

冬葵子　10克

（二十二）赤小豆　赤茯苓

功用：清热解毒，利尿排脓。

主治：湿热蕴结小便不利，尿血，下肢浮肿，或泻痢。

按语：赤小豆性善于下行，通利水道，使水湿下泄而消肿，又能清热解毒，行血排脓而消肿；赤茯苓入血分，善于清利湿热，利窍行水。两药配伍，清利下焦湿毒力大。

常用量：

赤小豆　15～30克

赤茯苓　15～30克

（二十三）赤小豆　当归

功用：渗湿清热，活血行瘀。

主治：湿热便血或如赤豆汁或兼脓液，腹中痛，尿血。

按语：赤小豆清热利水而解毒，行血排脓而消肿，性善下行，通利水道，使水湿下泄而肿消；当归活血行瘀生

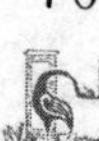

新血，治恶疮。两者合用，渗湿清热，活血行瘀，使热去湿除则出血自止。此外尚治下肢红肿热痛或溃疡流水，如再配连翘也可治血虚湿热下注之泌尿系感染尿频、尿急、尿痛等症。

常用量：

赤小豆　10～30 克

当归　10 克

(二十四) 赤小豆　连翘

功用：清利湿热解毒。

主治：湿热内蕴之黄疸，湿热下注之淋症。

按语：赤小豆清热利水，散血消肿，连翘泻心经客热，去上焦诸热，并有解毒散结之效，故称"疮家圣药"。合用之后，既解心经之火，又利湿热而解毒，可用治湿热内蕴之黄疸，湿热下注之淋症，以及妇科盆腔炎急性发作和产后高烧，临症还可酌加麻黄，以达宣散外邪之用。

常用量：

赤小豆　15～30 克

连翘　12 克

(二十五) 滑石　甘草

功用：清热祛暑，利水和中。

主治：夏天中暑，表里俱热，烦躁口渴，呕吐腹泻，小便不利，淋浊及石淋。

按语：滑石甘寒体滑，使肺气降而下通膀胱，祛暑止泻，除烦止渴，通窍利水；生甘草泻火解毒，和其中气，又

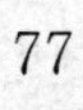

可缓滑石之寒滑太过。滑石与甘草之应用剂量为六比一，故名六一散。一动一静，有清热祛暑，利水和中之效。此外，又能利水通淋，治石淋诸症。若加朱砂清镇心神，则暑热易清，方名益元散。

常用量：

滑石　15 克

甘草　3 克

(二十六) 六一散　朱灯芯

功用：清热祛暑，利水除烦。

主治：暑湿身热，口渴，口疮，心烦不安，小便淋痛，小儿夜啼。

按语：六一散清热滑窍，利三焦水湿，朱灯芯即灯芯用朱砂拌用，清热通淋效佳。两药合用，能使上焦心经湿热下行，导小肠湿热外出，并有降火安神之效。

常用量：

六一散　15 克

朱灯芯　3 克

(二十七) 益元散　鲜荷叶

功用：清暑利尿，止血。

主治：夏天受暑头晕作胀，胸闷纳少，全身无力，尿黄少或尿血。

按语：益元散清暑渗湿，泄热除烦而安神；鲜荷叶解暑清热，升发清阳，炒炭又能散瘀止血。两药配用，升清降浊，清暑利尿力量增强，专治夏天受暑诸症。

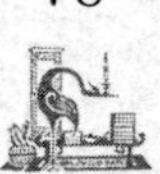

常用量：

益元散　12 克

鲜荷叶　10 克

(二十八) 益元散　血余炭

功用：清暑利尿，止血。

主治：暑湿泻痢，小便不通，结石症。

按语：益元散甘淡渗湿利水，清热解暑，镇心安神并止汗；血余炭止血散瘀，补阴利尿。两药配伍，滑涩并施，既能清暑利湿，又可止血散瘀，并行而不悖。

常用量：

益元散　12 克

血余炭　10 克

(二十九) 益元散　车前子

功用：清暑利尿。

主治：夏日受暑，小便不利，吐泻不止。

按语：益元散清暑利湿，镇心安神，配车前子之利水止泻，合成分利止泻法。暑湿去，六腑利，则小便自然通利，吐泻自止。

常用量：

益元散　10～15 克

车前子　10～15 克

(三十) 茯苓　木通

功用：清热利湿。

主治：湿热下注，小便赤涩，淋症。

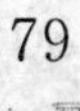

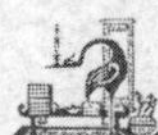

按语：茯苓淡渗利湿，宁心安神，专走气分；木通入血分，能降泻心火，导心经湿热从小便而出，此外还能宣通血脉，下乳，利关节，不仅利小便兼能通大便，又有强心利尿作用。两药配伍，清热利湿，主治湿热下注之小便赤涩、淋症。也可治心功能不全所致的小便不利，两足浮肿，全身浮肿，烦闷喘促等症。惟木通味太苦，故在临床应用时不要超过一般量，3～10 克左右即可。

常用量：

茯苓　10 克

木通　10 克

(三十一) 赤苓　赤芍

功用：清热利水，活血祛瘀，消肿止疼。

主治：血热夹瘀之小便不利，浮肿，尿血，血热吐衄。

按语：赤苓清利湿热，先升后降；赤芍入血分，凉血清热，活血行滞，能消血中浮热。两药配伍，一利一散，清去血热，利尿活血，治血热夹瘀之小便不利，浮肿诸症。

常用量：

赤苓　10 克

赤芍　10 克

(三十二) 车前子　车前草

功用：清热利尿。

主治：湿热下注之淋症，尿血，癃闭，暑热泻痢尿少。

按语：车前子甘寒滑利，性专降泄，有通利小便，渗湿泄热，明目止泻之功；车前草利湿清热兼能凉血止血，又有祛痰止咳之效，尤偏于利无形之湿热，而车前子则偏于

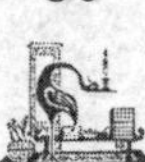

行有形之水液，又入肾，泄肾浊且补肾气，是以通为补。两药配伍，清热利尿，水湿并除，对吐血、衄血、妇女赤白带下也可应用。

常用量：

车前子　10～15 克

车前草　10～15 克

(三十三) 车前草　旱莲草

功用：清热利尿，凉血止血。

主治：阴虚血热，小便不利，血淋，砂淋，尿血，衄血，吐血。

按语：车前草利湿清热，凉血止血以治标；旱莲草滋阴平肝，凉血清热止血以治本。两药合用，清热利尿，凉血止血，标本兼顾，主治阴虚血热引起之尿血、血淋有效。

常用量：

车前草　10～15 克

旱莲草　10～15 克

(三十四) 赤茯苓　车前子

功用：清热渗湿，利水。

主治：湿热小便不利，水肿泄泻。

按语：赤茯苓偏入血分，清利湿热；车前子能清肺肝风热，利湿热，止泄泻，因湿盛引起的水泻，可用分利止泻法，即利小便而实大便，使过多水分从小便排出而达止泻目的。两药配伍，清热渗湿，利水止泻，治湿热小便不利、水肿、水泻等症。

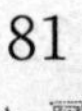

常用量：
赤茯苓　10～15 克
车前子　10～15 克

(三十五) 竹叶　木通

功用：清心利水。

主治：热盛心烦，心移热于小肠，口疮舌红，尿赤涩痛。

按语：竹叶上能直清心火而除烦，下能利小便而渗湿；木通上能通心清肺清降心火，下能泻小肠湿热，通利二便。因心与小肠相表里，泻小肠即泻心火。两药合用，寓有治腑以治脏之意。可治心移热于小肠之尿赤热痛、赤白带下、盆腔炎等。

常用量：
竹叶　10 克
木通　10 克

(三十六) 萹蓄　瞿麦

功用：清热通淋。

主治：湿热互结之热淋症。

按语：萹蓄苦降下行，能清利膀胱湿热而利水通淋；瞿麦苦寒，为沉降疏泄之品，清心与小肠，膀胱湿热，偏入血分能活血，清血中伏热，利小便而导热下行，多用于血淋。两药合用，清热通淋止痛，并有通经作用，主治湿热蕴滞之尿频数、尿痛、小便不利、尿血、赤白带下，或湿热型盆腔炎，月经中期出血和血热郁结的经闭。

常用量：

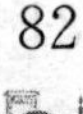

萹蓄　15～30 克

瞿麦　15～30 克

(三十七) 土茯苓　赤茯苓

功用:清热利尿、解毒。

主治:湿热蕴结,小便淋浊。

按语:土茯苓甘淡性平,为利湿解毒要药;赤茯苓清利湿热。两药配伍,能清热利尿解毒,治湿热蕴结之小便淋浊,对尿检白细胞多或脓球满视野,应用本品多效。

常用量:

土茯苓　15～30 克

赤茯苓　15～30 克

(三十八) 吴茱萸　宣木瓜

功用:和胃化湿,舒筋活络,温中止痛。

主治:寒湿困脾,霍乱吐泻转筋,或下肢痿软无力,疝气腹痛。

按语:吴茱萸辛开苦降,专走下焦,温经散寒,疏肝解郁,行气止痛。木瓜和胃化湿,舒筋活络。两药合用,一散一收,和胃化湿,舒筋活络,温中止痛效强。木瓜以湖北宣城产者为佳,故叫宣木瓜。

常用量:

吴茱萸　6～10 克

宣木瓜　12 克

(三十九) 益智仁　萆薢

功用:固肾利湿,分清泌浊。

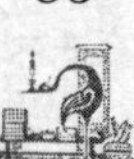

主治：肾虚湿浊郁滞，小便混浊不清，尿频，淋沥不畅及带下。

按语：益智仁补肾固精缩小便，温脾止泻，摄涎唾。萆薢又名粉萆薢，苦平微寒，分利湿浊，祛风湿，利关节。两药配伍，涩利互施，固肾利湿，分清泌浊甚效。

常用量：

益智仁　10 克

萆薢　12 克

(四十) 厚朴　黄芩

功用：化湿清热。

主治：脾胃湿热，胀满痞闷，苔垢黄腻。

按语：厚朴苦辛而温，性燥善散，能燥湿散满以运脾，行气导滞而除胀；黄芩清热燥湿，泻火散毒。两药配伍，一温一寒，辛开苦降，既化湿又清热，湿除火降，则清气得升而浊气得降，气机得调而诸症自止。

常用量：

厚朴　10 克

黄芩　10 克

(四十一) 藿香　陈皮

功用：芳香理气，和中止呕。

主治：湿阻中焦，胃失和降之呕吐，脾湿郁滞中气不运之脘痞懒食，湿郁三焦之吐泻交作。

按语：藿香辛温，理气和中，辟秽止呕，外散表邪，内去秽浊，兼治表里。陈皮辛苦温，理气健脾，化浊湿。两药合用，芳香理气，和中止呕，对于外感暑湿，内伤湿滞，脾胃运化失常，以致胸膈满闷、心腹疼痛、吐泻等症均能治疗。

常用量：

藿香　10 克

陈皮　10 克

(四十二) 鲜藿香　鲜佩兰

功用：芳香化浊，和胃止呕，醒脾祛暑。

主治：外感暑湿，头晕头胀，身热，有汗或无汗，胸闷脘痞，恶心呕吐，腹痛，泄泻。

按语：鲜藿香香气浓郁，清暑力强，疏表化湿，和胃止呕。鲜佩兰芳香化浊，醒头开胃。两药合用，胃脾同治，功能芳香化浊，和中止呕，祛暑止泻。对暑湿初起症用之有效。

常用量：

鲜藿香　6～10 克

鲜佩兰　6～10 克

(四十三) 佩兰　泽兰

功用：芳香化浊，活血利水。

主治：湿阻血瘀，大腹水肿，小便不利，睾丸血肿。

按语：佩兰芳香化浊，解暑和中；泽兰活血行气破瘀，通经行水，既走经络治胸背疼痛，又能疏肝气而和营血，其性微温，不伤脾胃，具有活血通经、祛瘀散结而不伤正的特点，治疗气滞血瘀之经闭。两药配伍，一气一血，芳

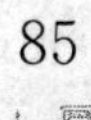

香化浊，活血利水而消肿，对湿阻血瘀大腹水肿如肝硬化之单腹胀，跌打损伤之痈肿作痛均效。笔者曾治一个由于被打伤，睾丸肿大色紫暗，疼痛难忍，行动不便的人，用本品加银花解毒，加赤芍、丝瓜络、橘核活血通络，服数剂，肿消色退而病愈。

常用量：

佩兰　10克

泽兰　15～30克

(四十四) 佩兰　茯苓

功用：芳香化湿。

主治：暑湿内蕴，呕恶脘痞，泄泻，小便不利。

按语：佩兰芳香化湿，醒脾和中，茯苓淡渗利湿，健脾止泻。两药合用，芳香既祛暑邪又健脾胃，助脾运化暑湿，暑湿去则脾更健，故治暑湿内蕴引起的吐泻均效。

常用量：

佩兰　10克

茯苓　10克

(四十五) 鲜佩兰　鲜荷叶

功用：清暑化湿。

主治：暑湿内蕴，头晕目眩且胀，大便溏泄。

按语：鲜佩兰解暑作用尤良，善于芳香化浊；鲜荷叶善清夏季之暑邪，味苦性平，其气清芳，既解暑清热，又升发清阳。两药合用，清暑化浊，既清头目又升阳止泻。

常用量：

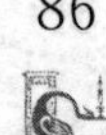

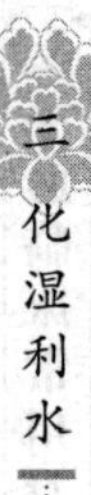

鲜佩兰　10 克

鲜荷叶　10 克

(四十六) 佩兰　菖蒲

功用:芳香开胃。

主治:湿阻中焦,肝胃不和,气滞胁痛胀,不纳食,胃脘胀痛不舒,恶心,口中甜腻,泄泻。

按语:佩兰气味清香,性平不温,芳香辟浊,化湿和中,醒脾开胃。菖蒲芳香开窍,化湿浊而和中开胃。两药合用,芳香开胃,能治肝胃不和,湿阻脾胃,气滞胁痛胀、食欲不振,胃脘胀痛不舒,恶心呕吐,泄泻,苔白腻及口中甜腻等症。

常用量:

佩兰　10 克

菖蒲　10 克

(四十七) 左金丸　晚蚕砂

功用:理脾胃,止泻痢。

主治:肠中湿热,腹胀腹痛,泄泻、痢疾,小腿转筋。

按语:左金丸由黄连、吴萸组成,辛开苦降,清热燥湿,制酸解毒,善开肝郁,厚肠止泻。晚蚕砂虽为蚕之粪便,但无臭味,为浊中之清品,和胃化湿浊,利脾气,祛风除湿,缓拘挛,最能化清导浊。两药配合,清疏并行,使湿与热俱去而诸症可愈。若再加白芍平肝,木香调气,治痢疾腹痛,里急后重更为适宜。

常用量:

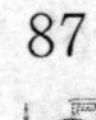

左金丸　10～15 克

晚蚕砂　10～15 克

(四十八) 川椒　苍术

功用:温中止泻。

主治:湿盛久泻,食欲不佳,妇女下焦虚寒,寒湿带下。

按语:川椒又名蜀椒,善散阴寒,温中止痛,暖脾止泻。苍术长于外祛风湿,内燥脾湿,以燥湿运脾为主。两药配用,温中燥湿使寒湿去,脾胃健运,则泻可止。治寒湿较盛之久泻,苔白腻厚浊等。

常用量:

川椒　10 克

苍术　10 克

(四十九) 常山　草果

功用:截疟退烧。

主治:浊湿郁伏之温疫、瘴疟。

按语:常山能杀灭疟原虫,为中医沿用已久的抗疟专药,可以控制疟疾症状的发作,并有良好的退热作用。草果具有特殊的臭气及辣味,性味辛温,能温太阴独胜之寒,芳香而达窍,补火以生土,祛浊以生清。两药合用截疟祛浊,可治浊湿郁伏之温疫、瘴疟。现临床可用治寒热往来之湿浊温邪,有退烧之效。

常用量:

常山　6 克

草果　6 克

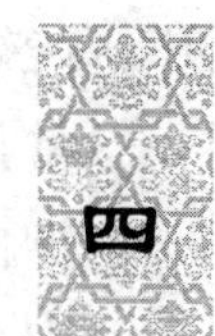

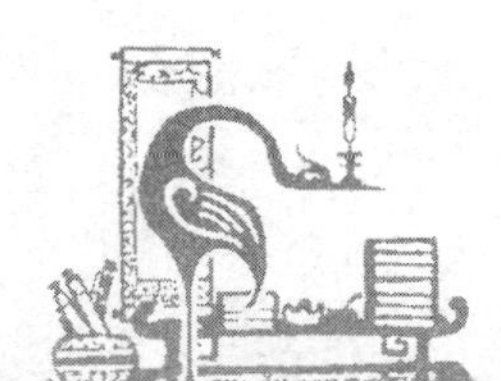

消导、软坚、散结、攻下

(一) 焦楂炭　焦神曲

功用:消积化滞。

主治:肠胃积滞,腹泻痢疾。

按语:焦楂炭入血分,消食止泻,善于消肉积,癥块,并能行气活血;焦神曲消食化滞力强,偏于消谷积,化痰导滞。两药合用,止泻寓消,符合"通因通用"之法,治腹泻、痢疾之属于肠胃积滞者。

常用量:

焦楂炭　10 克

焦神曲　10 克

(二) 神曲　内金

功用:化滞开胃。

主治:食滞内停之胃口不开,食欲不振。

按语:神曲开胃健脾,化食消积;内金消食开胃。有运脾之功。两药合用,化滞开胃。治食滞内停之胃口不开，食欲不振，痰湿阻滞，久生积块。

常用量：

神曲　10 克

内金　10 克

(三) 神曲　茯苓

功用：化湿和中。

主治：湿滞中阻，胃气不和，呕恶，便溏。

按语：神曲开胃健脾，兼有发散之功；茯苓渗湿健脾，和中化饮。两药合用，化湿和中，既祛湿又导滞。治湿滞中阻，胃气不和，食少脘闷，呕恶，便溏。

常用量：

神曲　10 克

茯苓　10 克

(四) 神曲　苍术

功用：消食健脾。

主治：食积内停，脾阳不运之水泻。

按语：神曲消食和胃；苍术燥湿力强，湿去则脾胃得以健运。两药合用，消食健脾。可治食积内停，湿阻脾胃，胸脘满闷，食欲不振，恶心呕吐，水泻，苔白腻等症。

常用量：

神曲　10 克

苍术　10 克

(五) 炒枳壳　焦神曲

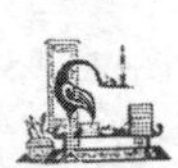

功用：开胃消食。

主治：食滞中阻，胸膈不舒，痞满不食。

按语：炒枳壳理气消胀，开胸宽肠；焦神曲消食化积，开胃健脾。两药合用，开胃消食，行气除痞。可治食滞中阻，胸膈不舒，痞满不食，腹痛等症。

常用量：

炒枳壳 10克

焦神曲 10克

(六) 炒枳壳 冬瓜仁

功用：宽中下气，润燥通便。

主治：气滞脘腹痞闷，大便不通。

按语：枳壳味苦性寒，行气宽中除胀，消积导滞，配冬瓜仁清肺降痰，润燥导滞。两药配伍，宽中下气，润燥通便。治气滞痰热，脘腹痞闷，大便不通。

常用量：

炒枳壳 10克

冬瓜仁 10克

(七) 半夏曲 沉香曲

功用：和胃消胀。

主治：脾胃不健，脘腹胀痛，呕吐气逆。

按语：半夏曲燥湿化痰兼能助消化，和胃降逆，沉香曲行气化滞，舒肝和胃，温中降逆。两药配合，和胃消胀，既去痰湿又行滞气。脾恶湿，气行湿化，湿痰去则脾胃健，诸症可解。

常用量：

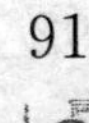

半夏曲　10克
沉香曲　10克

（八）半夏曲　六神曲

功用：和胃消食。

主治：胃虚夹滞，消化不良，胃中嘈杂，脘腹胀痛，嗳气呕逆。

按语：半夏曲和胃消食，化痰止呕，治泄泻；六神曲五味兼有，甘辛独多，性温，入脾胃，消食导滞，性能升发，兼有解表之功，宿食去，则脾胃和，自可健运如常。两药合用，有和胃消食之功。治食滞内停，消化不良，痞闷不安，胃中嘈杂诸症。

常用量：
半夏曲　10克
六神曲　10克

（九）生内金　生麦芽或生稻芽

功用：生发胃气，增加食欲。

主治：久病而毫无食欲者。

按语：生内金健脾胃，消水谷，助运化，生用更可保持有效成分，生麦芽能舒达肝气，可促进食物之消化，尤能消米面食积及乳积。两药合用，能生发胃气，增加食欲，用于食积不化、脘闷腹胀及食欲不振等症。身体太弱者，不用麦芽，可用生稻芽启脾开胃。因麦芽有克削之弊，恐伤人之气，不可不慎。

常用量：

生内金　10 克

生麦芽或生稻芽　10 克

(十) 木香　槟榔

功用:行气导滞。

主治:积滞内停,腹痛胀满,泻痢里急后重,食少,或大便不畅。

按语:木香行气消胀和肠胃,其性燥,兼能治痢;槟榔破气导滞消食,其性降,利水消肿,兼治脚气。两药合用,既能调畅气机,又能导滞下行。行气导滞,治积滞内停之腹痛拒按,泻痢,食少,便秘,苔厚垢腻,脉滑实者。而以气滞较甚,正气未虚者为适用。

常用量:

木香　10 克

槟榔　10 克

(十一) 川军炭　六神曲

功用:消导食滞。

主治:食积不化。

按语:川军炭止泻寓消,入血分,能泻血分实热,下肠胃积滞,推陈致新,配六神曲之化食导滞,则更能泻除肠胃积滞而止泻痢。治痢疾初起,由于肠胃湿热积滞而里急后重,大便不爽等症。此即“通因通用”之法。

常用量:

川军炭　10 克

六神曲　10 克

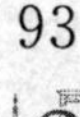

（十二）杏仁　蒌仁

功用：润燥滑肠。

主治：肠燥、气滞便秘。

按语：杏仁质润多油，有润肠通便之功；杏仁入气分，用于大肠气秘引致的便秘。蒌仁也是质润多油，润燥滑肠。两仁配用，可治肠燥气滞便秘。

常用量：

杏仁　10克

蒌仁　15～30克

（十三）瓜蒌仁　郁李仁

功用：润肠通便。

主治：肠燥津枯之便秘。

按语：瓜蒌仁质润多油，善涤痰垢而导积滞，有滑肠通便的功效，再配郁李仁之体润滑降，具缓泻之功，善导大肠燥秘。服郁李仁后，在大便解下前可能有腹部隐痛，应事先告知病人，以免疑惧。

常用量：

瓜蒌仁　10克

郁李仁　10克

（十四）火麻仁　瓜蒌仁

功用：润肠通便。

主治：肠燥便秘。

按语：火麻仁体润多脂，味甘性平，功能润燥滑肠，兼

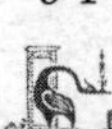

有滋阴补虚的作用，再配瓜蒌仁之润燥滑肠，则润肠通便作用显著，尤宜于肠燥有热之便秘。

常用量：

火麻仁　10 克

瓜蒌仁　15～30 克

(十五) 火麻仁　郁李仁

功用：润便泻下。

主治：津枯肠燥，大便秘结，习惯性便秘。

按语：火麻仁又名麻子仁，偏入血分，甘平滑利，润燥通便，走而不守。郁李仁偏入气分，滑降行气，通便泻下。两药配伍，气血并调，润便泻下。

常用量：

火麻仁　10 克

郁李仁　10 克

(十六) 腹皮　蒌仁

功用：宽胸除满。

主治：气滞水壅，胸腹痞满，胀闷便秘。

按语：大腹皮功能行气疏滞，宽中除胀，且性善下行，兼能利水消肿，适用于湿阻气滞所致脘腹胀闷及水气外溢皮肤之水肿等症。在临床上用它行气宽中，常与蒌仁配伍，利用蒌仁之润燥滑肠，善导积滞，可治气滞水壅又兼便秘之症。

常用量：

腹皮　10 克

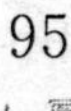
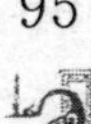

蒌仁　15克

(十七) 晚蚕砂　皂角子

功用:祛风湿,通大便,消胀满。

主治:湿热内蕴,腹痛,少腹硬满,大便硬结或初硬后溏。

按语:晚蚕砂祛风除湿,和胃化浊,能宣清导浊。本品乃蚕之粪便,但其不臭不变色,得蚕之纯清,虽走浊道而清气独全,既能下走少腹之浊部,又能化浊湿而使之归清,用晚者,取本年再生之蚕。皂角辛咸性燥,入肺与大肠,燥能除湿,辛能通上下关窍,皂角子更直达下焦,通大便之虚闭(郁结湿邪)。两药合用,升清降浊,逐有形之湿邪,使由大便解散。

常用量:

晚蚕砂　12克

皂角子　10克

(十八) 大黄　芒硝

功用:破积泻下热结。

主治:阳明实热便秘,腹痛拒按,大便坚结,壮热,神昏,谵语,苔黄燥,脉滑数者。

按语:大黄苦寒气味重浊,直降下行,走而不守,有斩关夺门之力,故号称"将军"。它有清泻热邪,宣通滞涩之功,并能解毒行瘀。此品既能挫其热势,消除致病之因,又可泻下通便。然而,大黄只有推荡之功,软坚效果欠佳,若单用大黄荡涤,仍然不能速下,故辅以芒硝,咸寒软坚,消

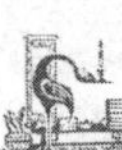

肿止痛，使坚结之粪便变软，而后大黄才能奏泻热荡积、推陈致新之效。两药相须为用，泻下热结的功力颇为强大。

常用量：

大黄　10～15 克

芒硝　6 克

（十九）风化硝　全瓜蒌

功用：泻热通便。

主治：大便硬结不通，习惯性便秘。

按语：风化硝咸寒，润燥软坚，泻热通便，对实热积滞，大便燥结之症，若再配瓜蒌之润燥滑肠通便相须为用，则泻热润燥通便作用更为显著。

常用量：

风化硝　10 克

全瓜蒌　15～30 克

（二十）大黄　附子

功用：温下寒积。

主治：阳虚寒凝，腹痛便秘，胁下及腰胯痛。

按语：大黄能入血分，苦寒攻逐积滞，取其泻下之用以破结。附子入气分，辛热温里扶阳，取其辛热之性以散寒，而开其凝结之阴邪。两药寒热并用，可温下寒实积滞，也能用治妇女血滞经闭。

常用量：

大黄　10 克

附子　10 克

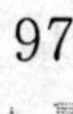

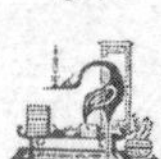

(二十一) 大黄　肉桂

功用:降气平肝,扶阳通便。

主治:肝郁气逆之吐血、衄血,寒热错杂,胃脘疼痛,习惯性便秘。

按语:大黄苦寒攻下通便,泻火凉血,化瘀生新。肉桂辛热,益火消阴,散寒止痛,温补肾阳,又能平肝。两药合用,寒热相济,性归和平,降气平肝,扶阳通便。对偏寒性便秘适用。

常用量:

大黄　10 克

肉桂　10 克

(二十二) 大黄　芥穗

功用:清热通便。

主治:风热内蕴,腹胀且痛,二便不通,肛门肿痛。

按语:大黄苦寒,沉降下行,攻下通便。芥穗辛温,升散上行,疏散风热。两药配伍,一散一降,清升浊降,疏风清热,泻下通便。若小便不通,大黄用量减半,大便不通,芥穗用量减半。两药相制,药虽苦寒而不呆滞,有表里双解之意,对风热诸症适用。

常用量:

大黄　6～10 克

芥穗　6～10 克

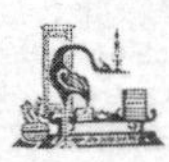

(二十三) 硫黄　半夏

功用:助阳通便,调和肠胃。

主治：老年脏寒虚冷便秘，肾虚头痛，胃气不降，呃逆，寒湿久泻。

按语：肾司二便，肾中阳气为湿所困，肾失其职，故用硫黄补火助阳，性虽热而不燥，又能疏利大肠；肝主疏泄，风木与湿土互相制约，如湿气凝聚，肝的疏泄失职，故用半夏入阴分而燥湿，并有下气开郁，和胃健脾之能。二味合用，使湿邪去，肝之疏泄正常，三焦气机通利，则二便自利。临床用治湿凝气阻，三焦俱闭，二便不通之症有效。

常用量：

硫黄　6克

半夏　10克

(二十四) 山楂核　橘核

功用：散结止痛。

主治：睾丸肿痛。

按语：山楂核偏用于助消化，磨积块；橘核可散结止痛，常用于治疝气痛。两药合用，散结止痛力量加强。

常用量：

山楂核　10～12克

橘核　10～12克

(二十五) 山楂核　小茴香

功用：散结消胀。

主治：偏坠疝肿。

按语：山楂破气消积，行瘀化痰；山楂核消食磨积，兼治疝气疼痛，指腹股沟及少腹部疝气攻窜作痛或睾丸肿

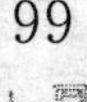

痛。配小茴香温肾散寒，止疝气疼痛。用治下焦有寒，肝肾气逆所致小肠疝气，少腹疼痛、坠胀，睾丸肿胀疼痛，或睾丸偏坠牵掣疼痛等。

常用量：

山楂核 10克

小茴香 10克

（二十六）橘核 荔枝核

功用：消肿散结，祛寒止痛。

主治：下焦虚寒，阴囊睾丸肿胀，癥瘕积聚，白带。气滞血瘀，少腹刺痛。

按语：盐水炒橘核入下焦行气散结止痛；荔枝核入肝经，行散滞气。一偏入气分，一偏入血分。两药合用，祛寒止痛，散结消肿，治疝气疼痛、睾丸坠胀疼痛等症。

常用量：

橘核 10克

荔枝核 10克

（二十七）瓦楞子 鱼枕骨

功用：软坚化结石，利尿通淋。

主治：各种结石症。

按语：瓦楞子生用能软坚散结，消痰祛瘀，化瘀止痛，善治癥瘕癖痞，老痰积块，无名肿物；鱼枕骨即石首鱼头石，也叫鱼脑石，功能利尿通淋。两药配合，软坚化石，利尿通淋，可治泌尿系结石、小便淋痛等症。

常用量：

瓦楞子　12 克

鱼枕骨　12 克

(二十八) 瓦楞子　滑石块

功用:化石通淋。

主治:尿路结石。

按语:瓦楞子生用咸能软坚,消瘀散结,并化痰积;滑石块性寒体滑,其质重,沉降下行,利水祛湿,通淋滑窍。两药合用,软坚化石,通淋止痛,可治尿路结石之尿道疼痛、小便不利等症。

常用量:

瓦楞子　15 克

滑石块　15 克

(二十九) 滑石　海浮石

功用:化石通淋。

主治:湿热蕴结,尿路结石,小便不畅,尿道疼痛。

按语:滑石甘淡性寒,滑利清降,能利水通淋,配海浮石之软坚散结,化石通淋则功效更著,对湿热蕴结,尿路结石,小便不利,淋沥不畅等均可应用。

常用量:

滑石　15 克

海浮石　15 克

(三十) 海浮石　瓦楞子

功用:化石消痞。

主治:结石症,肝脾肿大。

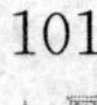

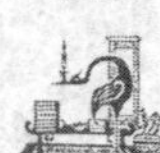

按语：海浮石体质轻浮，软坚散结，消石通淋，善治积块，石淋，小便涩痛；瓦楞子咸以软坚，消痰散结，化瘀止痛。两药配用，化石消痞，化瘀止痛。可治癥瘕痞块，老痰积结，结石症等。

常用量：

海浮石　15～30 克

瓦楞子　15～30 克

(三十一) 海藻　昆布

功用：消痰散结，化瘤。

主治：瘰疬，瘿瘤，肠胃癌肿，囊肿。

按语：海藻能软坚散结，利水泄热，偏于有形实证；昆布消痰结，散瘿瘤，消导力强，下气最速，久服多令人瘦。两药配伍，消痰散结，化瘤之力增强，治瘰疬、瘿瘤、胸膈气结。

常用量：

海藻　10～30 克

昆布　10～30 克

(三十二) 鸡内金　海金砂

功用：通淋化石。

主治：黄疸肿胀，胁痛，小便淋痛，尿有砂石。

按语：鸡内金生用通淋消石化瘀，炒用消食开胃；海金砂利水通淋，善泻小肠、膀胱血分湿热。两药配合，能通淋化石，清热消积，临床用治石淋有效。

常用量：

鸡内金　10 克

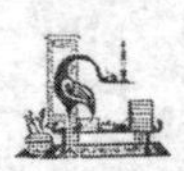

海金砂　10克

(三十三) 鸡内金　芒硝

功用:软坚散结,清热化石。

主治:尿路结石诸症。

按语:鸡内金甘平,健脾消食,缩尿化石。芒硝咸寒,软坚化石,泻下通便。两药配用,一消一泻,软坚散结,清热化石之力增强。鸡内金入煎剂不宜久煎,以免影响药效。

常用量:

鸡内金　10克

芒硝　15克

(三十四) 鸡内金　丹参

功用:散结化积,凉血祛瘀,开胃止痛。

主治:阴虚夹滞,胃疼食少,唇红口干,舌红少津,肝脾肿大,癌症放疗后胃阴受损者。

按语:生鸡内金能生发胃气,攻积祛瘀,化石通淋;炒用能固脬缩尿,消食止泻。丹参入血分,凉血化瘀,消肿止痛,养血安神。两药配伍,化积祛瘀,凉血止痛,治胃阴不足兼积滞者效佳。

常用量:

鸡内金　10克

丹参　15克

(三十五) 海金砂　琥珀

功用:破血行瘀,化石通淋。

主治:湿热蕴结血淋、砂淋。

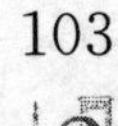
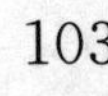

按语：海金砂甘淡而寒，其性下降，善清泻血分湿热，利水通淋，琥珀利水通淋，活血化瘀。两药合用，破血行滞，化石通淋，适用于湿热蕴结之血淋、砂淋、小便癃闭。

常用量：

海金砂　10 克

琥珀面　3 克(冲服)

(三十六) 海浮石　海金砂

功用：软坚散结，利尿止痛。

主治：湿热蕴结，小便淋沥，尿道涩痛，膀胱结石。

按语：海浮石咸寒润下，软坚散结，化石通淋，治淋浊积块；海金砂入血分，利水通淋，除小肠、膀胱湿热。两药合用，清上通下，气血同治，为通淋之品，善治下焦湿热之蕴结，对石淋、砂淋有效。

常用量：

海浮石　10 克

海金砂　10 克

(三十七) 金钱草　海金砂

功用：清热利尿，化石通淋。

主治：湿热蕴结致尿路结石及胆道结石症。

按语：金钱草苦酸凉，清化湿热，利胆退黄，利尿排石，通淋止痛。海金砂清血分之伏热，利尿通淋。两药配用，清热利尿，化石通淋之效力增强。

常用量：

金钱草　10 克

海金砂　10 克

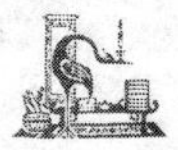

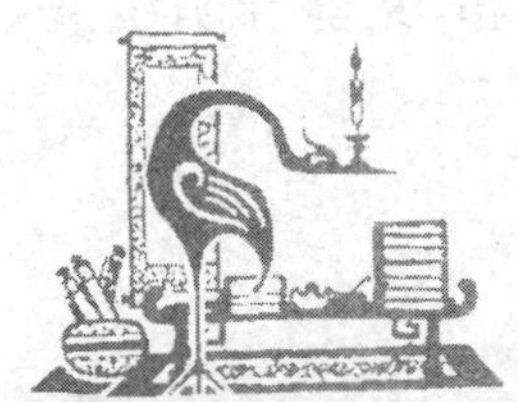

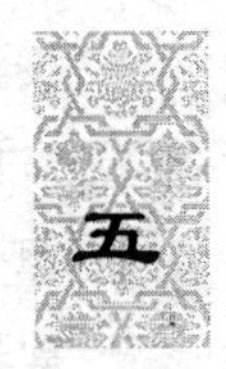

五 和解

(一) 柴胡　黄芩

功用:清肝胆热,疏调气机。

主治:少阳证,口苦咽干,目眩,寒热往来,胁痛等。

按语:柴胡和解退热,透泄半表半里之外邪,使从外解;黄芩清热泻火,清泄半表半里之里邪,使从内泻。两药合用,升阳达表,退热和解,一散一清,用治外感寒邪,少阳证,寒热往来,苔白或半边白,脉弦等症。如感温暑之邪,可用青蒿代柴胡应用。

常用量:

柴胡　10克

黄芩　10克

(二) 柴胡　白芍

功用:疏肝理脾,和解止痛。

主治:肝脾失调,气滞不和,脘腹疼痛,泄痢下重,月经不调,寒热诸证。

按语：柴胡疏肝解郁，和解透邪；白芍和营止痛，平肝缓急。两药配合，补散兼施，既疏达肝邪，又能养阴滋液，对肝脾失调有和解止痛之功。

常用量：

柴胡　10克

白芍　10克

(三) 柴胡　枳实

功用：升清降浊。

主治：清浊相混，脘腹疼痛，泄痢下重，苔垢腻。

按语：柴胡透达少阳之邪以升清；枳实攻破阳明之邪以降浊。两药配用，升清降浊，少阳阳明同治，和解攻下并行，治少阳未解，里热已盛，清浊相混诸症。

常用量：

柴胡　10克

枳实　10克

(四) 桂枝　白芍

功用：调和营卫，通调血脉，缓急止痛。

主治：营卫不和，汗出背部发凉，四肢酸痛，或平素易于感冒，虚寒性腹痛，胸痹。

按语：桂枝辛甘温，能助心阳，通经络，解肌以去在表的风邪，芍药苦酸微寒，养阴和里，能固护在里的营阴。桂枝为阳药，芍药为阴药，其意在于一散一收，阴阳相配，刚柔相济以达到调和营卫、养阴止汗的目的。

此外，尚有通调血脉，缓急止痛，治胸痹之效，临床常用赤芍代白芍应用。

常用量：

桂枝　10 克

白芍　10～15 克

(五) 黄芩　半夏

功用:清热泻火,和胃止呕,消痞散结。

主治:少阳证,痰热互结,咳嗽痰黄,呕恶脘痞,惊悸不寐。

按语:黄芩苦寒清热降火,半夏辛能散结,性燥去湿,和胃止呕。两药合用,辛开苦降,清热和胃而通阴阳,能治痰热互结之咳嗽痰黄稠且多者,又能温胆,因心惊胆怯,由于痰聚经络,胆气不得上升,以此清热豁痰,胆气自平。孕妇头晕呕吐,名恶阻,由胃气怯弱,中脘停痰所致,以此化痰滞而健脾,同时清泻里热,故效。

常用量:

黄芩　10 克

半夏　10 克

(六) 干姜　黄连

功用:散寒泻热,止呕制酸。

主治:胃气不和,寒热互结,嘈杂泛酸,胃脘疼痛,呕吐泄泻,痢疾。

按语:干姜辛散之性略减,能走能守,辛温散寒而补脾阳,黄连苦寒泻火,坚肠止痢。合用之后,一补脾阳,一清实热,辛开苦降,能泻胃经之痞结,令热从中焦而散。

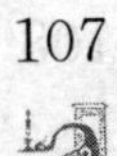

用治寒热互结诸证为宜，若配当归、阿胶则养营清热，而治阴虚发热之久痢不止。当归补血，阿胶养阴，久痢阴血大伤，用此阴血双补。

常用量：

干姜　10 克

黄连　6～10 克

（七）黄连　吴萸

功用：清泻肝火，和胃制酸。

主治：肝火横逆，胁痛吞酸嗳腐，湿热下痢、泄泻。

按语：黄连苦寒直折肝火上炎之势；吴萸辛温，同类相求，引热下行，开散郁结，平肝制酸，吴萸辛温而用治肝火之证是"去性取用"和反佐的配伍形式。两药合用，黄连多而吴萸少，辛开苦降，则可泻肝经痞结，使热从下达，有清泻肝火之效。李时珍曾说："一冷一热，阴阳相济，最得制方之妙，而无偏胜之害"。主治肝火横逆，胃失和降之胁痛，口苦，呕吐吞酸，舌红，苔黄，脉弦数诸症。

常用量：

黄连　10 克

吴萸　6 克

（八）生姜　大枣

功用：调和营卫，健脾和中。

主治：营卫不和，汗出恶风发热。

按语：生姜味辛行气而散寒发表；大枣味甘和营。生姜、大枣合用，所谓辛甘发散为阳，其意在于刚柔相济，能

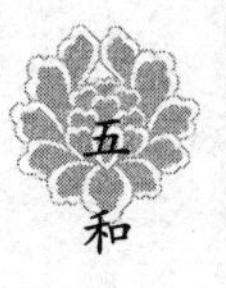

行脾胃津液，调和营卫，治营卫不和之症，多作为引药。

常用量：

生姜　10 克

大枣　3～5 枚

(九) 生姜　茶叶

功用：调和寒热。

主治：寒热疟，赤白痢。

按语：生姜达肺经，发表除寒，横行有效，入胃腑，温中止呕，辛热多功；茶叶苦甘微寒，清心降火，涤垢除烦，消食行痰，解醒止渴。前人云："痢多夹滞"，"无滞不成痢"。两药合用，寒温并调，消食止痢。

常用量：

生姜　6 克

茶叶　6 克

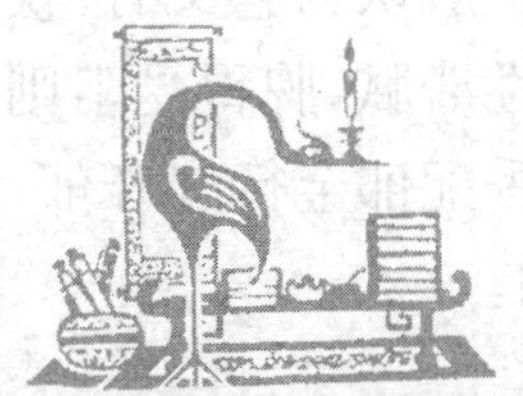

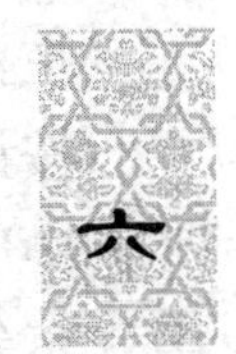

六 理气止痛、降逆止呕

(一) 砂仁　蔻仁

功用:芳香化浊,醒脾和胃,行气止痛。

主治:湿浊内蕴,胃呆纳少,气滞胸闷,脘腹胀痛,胃寒反胃呕吐,消化不良。

按语:砂仁香窜而气浊,散寒力较大,功专于中下二焦,暖胃燥湿,引气归元(肾),适宜于寒湿积滞,寒泻冷痢,又有安胎作用;白蔻仁芳香而气清,温燥之性较差,功专于上、中二焦,和胃止呕,适宜于湿浊阻胃之呕哕、呃逆,并能宣通肺气。两药配用,宣通三焦气机,芳香化浊,醒脾和胃,行气止痛。俱能治湿浊内蕴,胃呆纳少,气滞胸闷,脘腹胀痛,反胃呕吐等症。

常用量:

砂仁　6～10克

蔻仁　6～10克

(二) 藿香　郁金

功用:芳香化浊。

主治:湿阻气滞,胸脘痞闷。

按语:藿香芳香化湿,醒脾开胃,一般认为它又有“快气宽中”或“宣中解郁”的功效。因湿性滞腻,脾胃受阻则中气不舒,形成湿阻气滞之候。若藿香配郁金行气开郁,可使湿浊化,气滞行,则胸脘痞闷可除。

常用量:

藿香　10克

郁金　10克

(三)佩兰　砂仁

功用:芳香悦脾。

主治:湿阻气滞,呕恶,食欲不振,胸脘胀满。

按语:佩兰气味芳香,功专清肺开胃,化湿悦脾,理气之功为胜;砂仁香浓气浊,燥湿之性较强,有化湿醒脾,行气宽中,安胎之效。两药配伍,芳香悦脾,可用治湿阻气郁,恶心呕吐,食欲不振,胸腹胀满,胎动不安等症。

常用量:

佩兰　10克

砂仁　10克

(四)佩兰　木香

功用:芳香行气。

主治:湿阻气郁,胃脘胀闷,腹胀肠鸣,吐泻,痢疾。

按语:佩兰气味清香,芳香化湿,重在醒脾气。木香气味芳香,行气止痛,尤善宣散上下一切寒凝气滞,能升能降,重在调胃气。两药配伍,芳香行气。偏止痛用生木

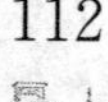

香，偏止痢用煨木香。

常用量：

佩兰　10 克

木香　10 克

（五）玫瑰花　代代花

功用：芳香化浊，理气开胃。

主治：肝胃不和，气滞胁胀，痛引胃脘，不思食，呕恶，月经不调。

按语：玫瑰花香气极烈，疏肝而解郁，又入血分，能活血而行瘀；代代花气香，理气宽胸，开胃止呕。两药配用，芳香化浊，理气开胃，又能止痛，气血同调，可治肝胃不和诸症。

常用量：

玫瑰花　6～10 克

代代花　6～10 克

（六）厚朴花　代代花

功用：芳香化浊，理气开胃。

主治：肝郁气滞，脾胃不和，胸胁胀痛，窜痛，胃疼食少，苔白腻者。

按语：厚朴花辛香性温，利气化湿，消满止痛。代代花就是玳玳花，甘苦气香，疏肝和胃，理气宽胸，开胃止呕。两药配伍，芳化开胃，增进食欲。

常用量：

厚朴花　6 克

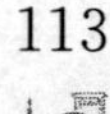

代代花　6克

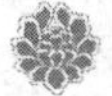

(七) 陈皮炭　枳实炭

功用:行气和中,消胀止痛。

主治:湿滞内阻,脘腹胀疼,消化不良,泄泻痢疾。

按语:陈皮、枳实炒炭均可制其燥性,助其消导,并有保护胃肠黏膜止泄痢的作用。陈皮理气燥湿,专理脾肺,"同泻药则泻,同降药则降"。今配枳实之破气消积,泻痰除痞,一升一降,行气和中,消胀止痛力强。主治痰湿气滞,脘腹胀疼,气痞等症。

常用量:

陈皮炭　10克

枳实炭　10克

(八) 陈皮炭　沉香曲

功用:行气消胀,和中止痛。

主治:湿滞内阻,脘腹胀疼,消化不良。

按语:陈皮炭理气和中,燥湿化痰,用炭取其收涩,不使行气太过,又可增加防腐之效;沉香曲疏表化滞,舒肝和胃,行气止痛,可升可降,但降多升少。两药配伍,升降协调,行气消胀,和中止痛,对寒湿气滞诸症适用。

常用量:

陈皮炭　10克

沉香曲　10克

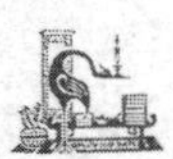

(九) 甘松　山柰

功用:行气止痛。

主治：脾郁胃寒，脘腹满痛，呕吐，胸闷气郁，食欲不振，久泻。

按语：甘松味辛甘性温而不热，甘而不滞，其气芳香，能开脾郁；其气温通，能行气止痛。山柰辛苦性温，具有温中祛寒，理气止痛的作用，还能健胃助消化。两药配伍，行气止痛，温中散寒，对脾郁胃寒，脘腹胀痛有效。所谓脾郁即脾气不舒，指脾胃消化功能障碍。有因肝失疏泄，有因湿困脾阳，有因食伤脾胃，脾气壅滞。常见症状有脘腹胀闷，食不消化，厌食等症。

常用量：

甘松　6～10 克

山柰　6～10 克

（十）香附　黄连

功用：行气泻火。

主治：火郁胸满痛。

按语：香附为气药之总司，长于疏肝理气并有止痛作用，因其性平，故寒热均宜；黄连泻心火，解热毒，《经》云："诸痛痒疮皆属于心"，"火郁发之"。两药合用，行气泻火，一疏一清，使心火去，郁滞解则疼痛除。

常用量：

香附　10 克

黄连　10 克

（十一）冬葵子　砂仁

功用：行气下乳。

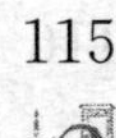

主治：产妇乳汁稀少，乳房胀痛。

按语：冬葵子有催乳之功，又有滑肠作用，配砂仁行气和胃，又能增进食欲，加强营养吸收。故两药配用，有行气下乳之效，可治乳少气滞胀满疼痛诸症。

常用量：

冬葵子　10克

砂仁　10克

（十二）杏仁　桃仁

功用：降气活血，消肿止痛，润肠通便。

主治：气血郁滞，胸腹少腹之疼痛，气秘、血秘，噎膈诸症。

按语：杏仁泥质润多脂，降气行痰，润肠燥，开气秘而润肠通便。桃仁泥亦富油脂，破血散瘀，润燥滑肠。杏仁泥偏入气分，用于大肠气秘所致的便秘。桃仁泥入血分，用于大肠血秘所致的便秘。两药合用，气血同治。

常用量：

杏仁　10克

桃仁　10克

（十三）枳壳　郁金

功用：行气解郁，活血止痛。

主治：肝郁气滞，两胁胀痛，刺痛，胃脘不适。

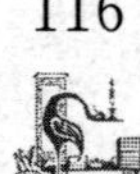

按语：枳壳理气消胀，宽胸快膈。郁金行气解郁，活血止痛，凉血清心，利胆退黄。枳壳纯属气药，郁金活血之中兼能理气。两药配用，一气一血，气血同治，行气活血，解郁止痛。治肝郁气滞，胸胁胀痛，脘腹痞闷胀满等症。

常用量：

枳壳　10克

郁金　10克

(十四) 木香　黄连

功用：行气泄热。

主治：湿热痢疾，脓血相杂，里急后重。

按语：木香辛苦温，行肠胃滞气而除里急后重，兼能芳香化湿。黄连燥湿清热，凉血解毒而止大便脓血。苦辛通降，寒温并施，对肠胃湿热积滞所致的痢疾用之有效。初痢宜通，久痢宜涩。此对药宜用于痢疾中期为好。临床再配马齿苋、银花炭，其效更著。

常用量：

木香　2克

黄连　10克

(十五) 陈皮　腹皮

功用：行气通滞。

主治：气滞湿阻，腹胀且肿，小便不利。

按语：陈皮理气醒脾化湿。大腹皮行水宽胀。两药合用行气通滞，气行则水行，故能消气滞湿阻之水肿。

常用量：

陈皮　10克

腹皮　10克

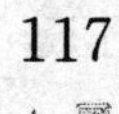
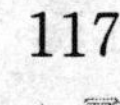

(十六) 橘红　竹茹

功用:化痰利气,清宣痰热。

主治:痰热犯肺咳嗽有痰,泛恶。

按语:橘红轻透,能畅肺经之气。竹茹清热化痰,和胃降逆,行皮达络,善入肺胃散上焦烦热。两药配合,化痰利气,一疏一通,痰热尽除。此治痰热轻症,重症尚须加味方能奏效。

常用量:

橘红　10 克

竹茹　10~12 克

(十七) 高良姜　香附子

功用:疏肝行气,温中止痛。

主治:气滞胃寒,胃脘痛,胸闷不舒,喜温喜按。

按语:高良姜温胃散寒,专治胃寒疼痛。香附子血中气药,疏肝行气,气行寒散,其痛可止。两药合用,温中散寒,理气止痛甚效。寒重者良姜多用,肝郁甚者香附多用,寒郁兼有者用量相等。

常用量:

高良姜　10 克

香附子　10 克

(十八) 陈皮　茯苓

功用:理气渗湿。

主治:脾虚气滞,水湿内停,腹胀食少,浮肿,尿少。

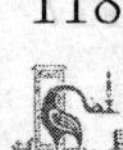

按语:陈皮理气化湿,茯苓渗湿利水。两者药性和平,为利水消肿之一般常用药。配伍原理在于行气渗湿,气行则水行之意。

常用量:

陈皮　10克

茯苓　10克

(十九)橘皮　竹茹

功用:理气和胃。

主治:胃热气逆,呕呃频作,虚烦不安,妊娠恶阻。

按语:橘皮性温,功能下气疗呕哕反胃,调理气机。竹茹清热止呕,和胃消痰,配橘皮则清热止呕效强,主治胃热气逆之症。总之,两药配用,理气通络,清而不寒,气顺热清,胃得和降,则呃逆可止。

常用量:

橘皮　10克

竹茹　10克

(二十)苏梗　藿梗

功用:理气和中。

主治:胃气不和,湿滞中阻,胸闷食少,泛恶嗳气,伤暑吐泻。

按语:苏梗理气安胎,行气宽中,因有香气,也能芳香辟秽。藿梗芳香入脾,理气宽中,化湿浊,治胸闷。苏梗善宣畅肺气,藿梗醒胃气而辟秽浊。两药合用,理气和中,消胀止痛,肺胃同治。

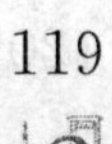

常用量:

苏梗　10 克

藿梗　10 克

(二十一) 炒枳壳　玫瑰花

功用:理气和中。

主治:肝气犯胃,胃失和降,泛恶嗳气,脘腹作痛。

按语:炒枳壳力缓,偏于入脾,理气消胀,开胸宽肠之力强。玫瑰花偏于入肝,行气和血,疏肝解郁。两药配伍,一降一疏,一降气一和血,能理气和中。治肝气犯胃,胃失和降之症。

常用量:

炒枳壳　6～10 克

玫瑰花　6～10 克

(二十二) 橘皮　橘叶

功用:理气疏肝。

主治:肝郁气滞,两胁胀痛。

按语:橘皮能健脾理气,和中消滞。橘叶偏入肝,能疏肝行气,消肿散毒。两药配伍,理气疏肝。治肝郁气滞,两胁胀痛,乳房发胀等。

常用量:

橘皮　10 克

橘叶　10～15 克

(二十三) 金铃子　元胡索

功用:理气活血,调经止痛。

主治:湿热蕴结,气血寒热瘀滞之脘腹胁肋疼痛,舌红苔黄腻,脉弦数。

按语:金铃子苦寒入气分,清湿热疏肝而止痛。元胡索辛苦温入血分,行气活血,又长于止痛。两药相伍,一气一血,共呈清泻肝火湿热,理气活血,调经止痛之效。对于肝火内郁,气机失调之妇女痛经亦可应用。

常用量:

金铃子　10 克

元胡索　10 克

(二十四) 香橼　佛手

功用:理气止痛。

主治:肝胃气郁,胸闷胃痛,呕吐,食欲不振,痰饮咳嗽。

按语:香橼既能理气宽中,又有化痰之效。佛手功近香橼,而清香之气尤胜,止呕力强,有和中理气、醒脾开胃之效。两药配伍,理气止痛,对肝胃气郁,胸闷胃痛,食欲不振,呕吐,痰饮咳嗽,胸膈不利等症适用。惟此两药,药性和平,药力较弱,仅适用较轻之症,遇气郁、气滞重症,尚须配合其他理气药方能奏效。

常用量:

香橼　10 克

佛手　10 克

(二十五) 橘叶　郁金

功用:理气止痛,活血祛瘀。

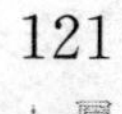

主治：肝郁气滞，两胁胀痛，或乳痈。

按语：橘叶能舒肝解郁，消肿散结。郁金辛散苦降，入肝肺二经，行气解郁，凉血散瘀，利胆退黄。两药合用，气血同调，可治气滞血瘀引致胸胁胀闷、刺痛等症。

常用量：

橘叶　10克

郁金　10克

(二十六) 青陈皮　砂仁

功用：理气止泻。

主治：脾胃气滞，胸腹胀满，消化不良，泄泻，痢疾。

按语：青皮性猛，偏于疏肝破气，消积化滞；陈皮性缓，偏于健脾行气，燥湿化痰。两药合用，肝脾同治。砂仁辛香性温，有醒脾和胃，行气宽中之效。数药合用，理气止泻，治脾胃气滞，胸腹胀满，消化不良及湿阻脾胃之泄泻、痢疾。欲止泻，青皮也可炒炭用，效力加强。

常用量：

青、陈皮　各10克

砂仁　10克

(二十七) 枳实　枳壳

功用：理气消痞。

主治：气逆不调，胸胁脘腹痞满疼痛，大便不畅，内脏下垂，脱肛。

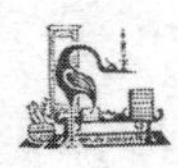

按语：枳实、枳壳功效类似，但枳实主入脾胃，破气作用较强，能消积除痞，导滞通便；枳壳主入脾肺，作用较为

缓和，以行气宽中除胀为主。近年来两药常用于胃扩张、子宫脱垂、脱肛及疝气等病。两药合用，胸腹并治，理气消痞，气行则痞满自除，疼痛自止。

常用量：

枳实　10克

枳壳　10克

(二十八) 槟榔　大腹皮

功用：理气消胀，利水通便。

主治：气滞水壅，脘腹胀满，水肿，尿少，脚气。食滞内停，嗳腐酸臭，腹胀食少，大便秘结。

按语：槟榔也叫大腹子，质重善降，行气利水，破气消积下降作用较为显著；大腹皮行气疏滞，宽中除胀，且性善下行，兼能利水消肿。两药配用，理气消胀，利水消肿，治气滞水壅及食滞内停诸症。

常用量：

槟榔　10克

大腹皮　10克

(二十九) 青皮　陈皮

功用：理气止痛，和中快膈。

主治：肝脾失和，肝郁气滞，胸胁胀满疼痛，胃脘胀痛不舒。

按语：青皮与陈皮，同为桔的果实，幼果为青皮，成熟的果皮为陈皮，青皮性猛烈，偏于疏肝破气，消积化滞；陈皮性较缓，偏于健脾行气，燥湿化痰。肝气郁结，当用青

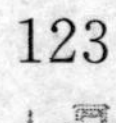

皮；脾失健运，则用陈皮。如肝脾同病，肝胃不和，胁肋疼痛，胃脘胀满，则青皮、陈皮两药同用，调和肝脾，理气止痛。

常用量：

青皮　10克

陈皮　10克

(三十) 陈皮　泽泻

功用：理气健脾，渗湿利水。

主治：湿阻气滞，小便不利，水肿。

按语：陈皮理气健脾化湿；泽泻甘淡渗湿，性寒能泻肾及膀胱之热，功能利水渗湿热。两药同用，理气健脾，渗湿利水，气行湿化，则脾健水行，诸症渐退。

常用量：

陈皮　10克

泽泻　10克

(三十一) 枳实　瓜蒌

功用：消胀除满。

主治：湿热痰结，心下痞满疼痛。

按语：枳实味苦性微寒，苦能燥湿，寒能胜热，善于破泄胃肠结气而消痞满，气行则痰行；瓜蒌能清上焦的积热，又可化浊痰的胶结，化痰宽胸，润肠通便，若配枳实则能消胀除满，治湿热痰结，通心下之痞满而止疼痛。

常用量：

枳实　10克

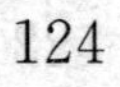

瓜蒌　10克

(三十二) 炒稻芽　广陈皮

功用:和中理气。

主治:气滞中阻,脘腹胀满,呕恶,食欲不振。

按语:炒稻芽消食和胃,其作用较麦芽缓和,能促进消化而不克消胃气;广陈皮理气健脾,和中消滞。两药合用,和中理气,治气滞中阻,脘腹胀满,呕恶,食欲不振,身体较弱者。

常用量:

炒稻芽　30克

广陈皮　10克

(三十三) 桔梗　枳壳

功用:宣肺下气,宽胸利膈。

主治:痰阻气滞,胸闷痰多,脘胀不适,大便不利。

按语:桔梗主升,升而复降,宣肺快膈而消痰,又能疏利胃肠;枳壳主降,降而复升,宽胸利膈而行痰,也能利肺开胃。两药配用,一升一降,有宣肺下气,宽胸利膈之功。用治痰阻气滞之胸膈痞满不痛,肠鸣,胸闷痰多等症。

常用量:

桔梗　10克

枳壳　10克

(三十四) 香附　苏梗

功用:解郁止痛,消胀除满。

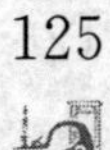

主治:肝郁气滞,胸腹胀闷不适,或兼感冒,妊娠呕吐,腹胀。

按语:香附宣畅十二经气分,兼入血分,尤善舒肝解郁,行气止痛,香附生用,偏于上行胸膈,外达皮肤;用于通行经络宜酒浸炒。苏梗偏走气分,行气宽中。两药合用,气血同调,有解郁止痛之功,可治肝郁气滞,胸腹胀闷不适,胁肋胀痛,食少,喜长叹息或兼感冒。感冒时可苏梗叶同用,则表散力大。

常用量:

香附　10 克

苏梗　10 克

(三十五) 川楝子　郁金

功用:平肝止痛。

主治:肝郁气滞,胁痛,胃痛,腹痛。

按语:川楝子也叫金铃子,入肝经,舒肝止痛,其性寒凉又能清热,导热下行;郁金性寒,辛散苦降,入肝肺二经,平肝解郁,活血散瘀,配川楝子平肝止痛,可治肝郁气滞化火,热厥暴痛之症。

常用量:

川楝子　10 克

郁金　10 克

(三十六) 白蒺藜　川楝子

功用:疏肝和阴。

主治:肝气横逆犯胃,胁痛、胃脘痛。

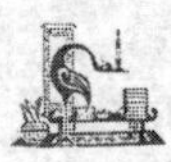

按语:白蒺藜苦泄辛散,功能疏肝而散郁结;川楝子理气止痛,能导热下行。两药配合,疏肝和阴,治肝气郁结,横逆犯胃诸症。

常用量:

白蒺藜　10 克

川楝子　10 克

(三十七) 合欢皮　白蒺藜

功用:活血解郁,消肿散结。

主治:血虚肝郁,胸胁刺痛,肝脾肿大,周身刺痒。

按语:合欢皮甘平,补阴和血,宁心解郁,消肿止痛。白蒺藜疏肝解郁,散风止痒,行血降压。两药合用,补散兼施,活血解郁,消肿散结止痒效强。

常用量:

合欢皮　10～15 克

白蒺藜　10～15 克

(三十八) 香附　乌药

功用:顺气止痛。

主治:气滞不运,脘腹胀痛。

按语:香附芳香辛散,舒肝解郁,行气定痛,其性宣畅,能通行十二经,但偏入肝胆,长于治胁痛,痛经;乌药调气降逆,散寒止痛,能上入肺脾,疏畅胸腹气滞。两药配合,能顺气止痛,适用于寒郁气滞引起的胸闷腹胀或胃腹疼痛等症。由于香附为"血中气药",所以能理气顺经,配乌药气血并调,也治肝郁气滞之月经不调,过期不潮,

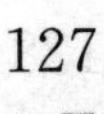
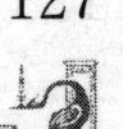

行经腹痛等症。

常用量：

香附　10 克

乌药　10 克

(三十九) 厚朴　郁金

功用：顺气开郁。

主治：肝郁气逆，腹满胀痛。

按语：厚朴性燥善散，偏于行气，以散满除胀为主，对实证或虚中夹实者都可应用；郁金入气分，行气解郁，入血分凉血破瘀。两药配伍，顺气开郁，疏泄肝气，并能活血止痛，对肝郁气逆，腹满胀痛有效。

常用量：

厚朴　10 克

郁金　10 克

(四十) 厚朴　枳实

功用：散满消痞，宽胸除胀。

主治：胃腑实邪积滞，腹满胀疼痛。

按语：厚朴性温燥，善散寒湿，偏于行气，以散满除胀为主；枳实性微寒，长于破泄胃肠结气，以消积导滞除痞为主，对实证或虚中夹实者均可配伍应用。两药同用，散满消痞，可治胃腑实邪积滞、腹满胀疼痛、大便不畅等症。

常用量：

厚朴　10 克

枳实　10 克

(四十一) 旋覆花 代赭石

功用:降气镇逆,止痛止血,消痰。

主治:肝胃不和,痰浊内阻,恶心呕吐,呃逆,噫气胃疼,吐血衄血,头晕,便秘,苔白,脉弦。

按语:旋覆花降逆止呕,消痰行水,能治噫气;代赭石性寒质重,平肝镇逆,凉血止血。两药同用,宣降并施,降逆止呕作用加强。根据肝热便结情况可加大或减少赭石用量,如便溏可去赭石。对神经性呕吐及高血压病也有效。

常用量:

旋覆花 10 克

代赭石 10~30 克

(四十二) 杏仁 小茴香

功用:降逆散寒。

主治:疝气冲逆作痛。

按语:杏仁苦泄降气;小茴香散寒理气止痛,并有调中醒脾之功。两药配用,既能降逆散寒,又能温中止痛,温而不燥,治寒疝气逆腹痛等症。

常用量:

杏仁 10 克

小茴香 10 克

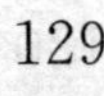
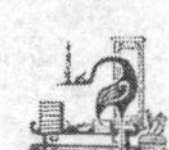

(四十三) 旋覆花 沉香曲

功用:降气止噫。

主治：肝胃气滞，寒邪上逆之胸腹气滞，胀闷作痛，喘急呕吐，呃逆。

按语：旋覆花降逆下气，消痰平喘；沉香曲疏表化滞，舒肝和胃。两药合用，降逆温中力大，能治肝胃气滞，寒邪上逆之胸闷脘胀，胁肋作痛，呕吐吞酸诸症。

常用量：

旋覆花　10 克

沉香曲　10 克

(四十四) 苏子　苏梗

功用：降气宽胸。

主治：痰壅气滞，胸膈不舒。

按语：苏子主降，味辛气香主散，降而且散，利膈而消痰，质润而不燥，善能降气定喘，由于本品质润多油，故又有滑肠通便之效；苏梗专主顺气安胎，气顺则一身安和，但药力较缓弱。又膈热则痰壅，痰结则闷痛，两药配用，降气宽胸，豁痰散结，用此清气开郁有效。

常用量：

苏子　10 克

苏梗　10 克

(四十五) 瓦楞子　半夏曲

功用：降逆和胃，制酸散结，消胀止痛。

主治：湿郁化热吞酸，嘈杂胃痛，脘腹气逆。

按语：瓦楞子咸平微寒，制酸止痛，软坚化痰。半夏曲和中降逆，化痰消食。两药配用，一化一降，降逆和胃

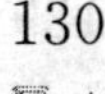

制酸，消胀止痛，治湿郁化热吞酸诸症。大便稀者更为适用。

常用量：

瓦楞子 10～15克

半夏曲 10克

(四十六) 生姜 竹茹

功用：和胃止呕。

主治：呕呃不止。

按语：生姜温中化饮以止呕。竹茹清热和胃降逆而止呕。两药合用，和胃止呕，调中降逆，治寒热互结，胃气上逆之呕呃不止，使寒热解，胃气降则呕呃自止。

常用量：

生姜 10克

竹茹 10克

(四十七) 枳实 竹茹

功用：和胃止呕，消积化痰，宽中利膈。

主治：胃热夹痰气逆，恶心呕吐，胸脘满闷，胆怯，心悸。

按语：枳实善破泄胃肠结气，消痞除胀，能通大便，因其性寒，故治热症。竹茹甘能和胃，寒能清热，善通胆络，又去热痰，为宁神开郁之品。两药合用，能清胆胃之热，降胆胃之逆，和胃止呕，在于治热。

常用量：

枳实 10克

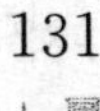

竹茹 10克

(四十八) 枳实 白术

功用:健脾化积。

主治:脾虚夹滞,脘腹痞胀,消化不良,大便不爽,肝脾肿大,内脏下垂。

按语:枳实破气消积,通便,炒炭还能散积止泻。白术健脾燥湿,固表止汗。两药合用,一消一补,消补兼施,使补而不滞,消不伤正,健脾消食,脾虚夹滞者用之有效。枳实、白术药量比例,可视病体虚弱程度及积滞多少而决定。

常用量:

枳实 10克

白术 10克

(四十九) 姜半夏 姜竹茹

功用:和胃降逆,清热化痰。

主治:痰热犯胃,口苦恶心,呕吐涎沫,眩晕,惊悸不眠。

按语:姜半夏辛温祛痰降逆,尤偏止呕。姜竹茹清热化痰,和胃降逆。两药合用,清热而不寒,化痰而不燥,和胃降逆。治痰热犯胃之呕吐、呃逆,胃不和而寐不安,眩晕,心悸,失眠等症有效。

常用量:

姜半夏 10克

姜竹茹 10克

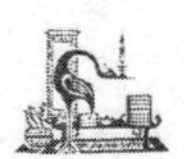

(五十) 生姜　陈皮

功用:温中止呕。

主治:中气不和之呕吐不止,哕逆,腹胀,食少。

按语:生姜温胃涤饮,降逆止呕。陈皮性温,下气止呕。两药合用,即《金匮》的橘皮汤,有温胃止呕之功,适合于胃寒气逆,中气不和之呕哕反胃。

常用量:

生姜　10 克

陈皮　10 克

(五十一) 半夏　生姜

功用:祛痰降逆,和胃止呕。

主治:痰湿中阻,胃失和降之恶心,呕吐,咳嗽痰多,不渴,苔腻。

按语:半夏有较强的祛痰止呕作用,可治痰饮呕吐,佐温胃涤饮,降逆止呕之生姜,既能增强半夏祛痰降逆之功,又能制半夏之毒。半夏偏于降逆祛痰,生姜偏于散水止呕,两药合用,一降一散,共奏祛痰涤饮之效。湿重可再加茯苓之淡渗水湿则疗效更宏。

常用量:

半夏　10 克

生姜　10 克

(五十二) 丁香　柿蒂

功用:温中降逆。

主治：胃寒呃逆，呕吐，胸脘痞满。

按语：丁香温中止呃，下气止痛，温肾助阳。柿蒂涩平，专止呃逆。两药合用，寒热兼济，温降并行，温中止呃作用加强，寒气散，胃气降则呃逆自止。

常用量：

丁香　10克

柿蒂　10克

(五十三) 苍术　香附

功用：疏肝理脾。

主治：肝脾郁结，胸膈痞闷，饮食不消，大便泄泻。

按语：苍术芳香辛温，醒脾燥湿，使脾阳健运，则湿去痰消，香附血中气药，调气疏肝，善解气郁，气郁开，则胸胁痞闷诸症可解。两药合用，一升一散，疏肝理脾，故郁散脾健，主治肝脾郁结诸症。

常用量：

苍术　10克

香附　10克

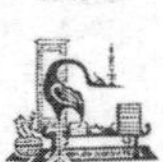

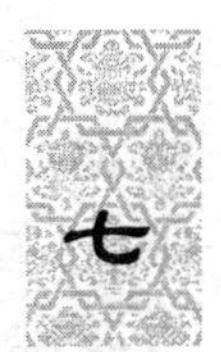

七

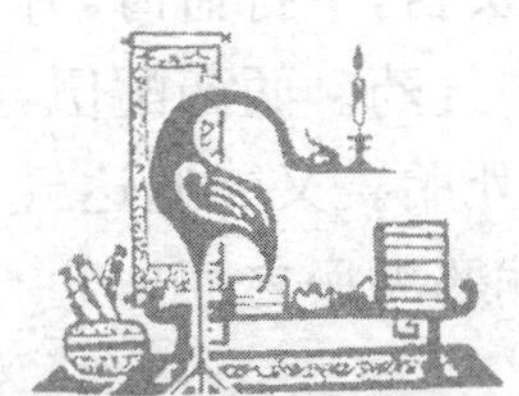

活血、祛瘀、止血

(一) 当归　赤芍

功用:养血和营。

主治:痢疾腹痛,便脓血及肝脾不和,腹中拘急,绵绵作痛。

按语:当归有养血活血之功,治一切血虚诸症。血以通为补,因其具有活血之力,故能显示补血之效。赤芍凉血清热,活血破血,消散血中之浮热。两药合用,能养血和营,治痢疾腹痛,便脓血者。体偏虚者可用白芍泻肝而安脾,柔肝而止痛。

常用量:

当归　10 克

赤芍　10 克

(二) 当归　川芎

功用:活血行血,调经止痛。

主治:血虚夹瘀之头痛,痛经,产后瘀血腹痛,风湿痹痛。

按语：当归养血活血，调经止痛，甘温而润，辛香善于行走。川芎活血行气，祛风止痛，上行头目，下行血海，升阳气，祛湿气，味辛升散而不守，为血中气药。两药配伍，也叫佛手散，能开子宫，加重剂量可下死胎。又能通达气血，散瘀止痛，可使补而不滞，治血虚偏寒夹瘀之症。

常用量：

当归　10 克

川芎　6 克

(三) 芍药　甘草

功用：和血止痛。

主治：肝脾失和，腹痛，足痉挛下肢无力及血虚头痛。

按语：芍药既能平肝缓急，解痉止痛，又有养血柔肝，敛阴益脾作用。"肝苦急，急食甘以缓之"。配甘草之补脾缓急，则有平肝缓急，解痉止痛，酸甘化阴之功效。治疗肝阴不足，肝木乘脾，腹中拘急而痛；或筋脉失养，手足拘挛诸症均佳。偏寒者用白芍、炙草，偏热者用赤芍、生草。

常用量：

芍药　10～15 克

甘草　6～10 克

(四) 赤芍　丝瓜络

功用：和营通络。

主治：营血热郁，经络不通，周身疼痛。

按语：赤芍酸苦微寒，有活血行瘀，凉血清热之效，偏散偏泻，佐以丝瓜络之宣通经络则直达病所。对于营血毒热壅聚引起之肿痛，胸胁作痛，周身不适均可应用。性

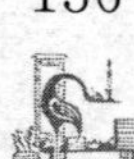

质平和，颇堪服用。

常用量：

赤芍　10 克

丝瓜络　10 克

(五) 赤芍　白芍

功用：清热凉血，养血活血，柔肝止痛。

主治：血分有热，低烧，津液不足，口干舌燥，目赤而痛，胸胁疼痛。

按语：赤芍偏于清热凉血，行血散瘀，用于血热、血滞之症；白芍偏于养血益阴，柔肝止痛，用于血虚肝旺之症。赤芍散而不补，白芍补而不散，赤芍泻肝火以凉血，白芍养肝阴以平肝。两药合用，一散一敛，一泻一补，对阴虚夹瘀有热之症最为适合。

常用量：

赤芍　10 克

白芍　10 克

(六) 枳实炭　赤芍

功用：宣通气血。

主治：产后气滞血瘀，腹痛，烦满不得卧及痈脓。

按语：枳实炭能行血中之气而不峻烈，赤芍活血和血以止痛。两药合用，气血同治，宣行气血则腹痛自止。

常用量：

枳实炭　10 克

赤芍　10 克

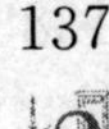

（七）丹参　旱莲草

功用：和营理血。

主治：阴虚血热、吐血、衄血、咳血、尿血、崩漏。

按语：前人云："一味丹参，功同四物"。实际上，丹参祛瘀力量大于补血，但能祛瘀生新，因性寒又能凉血。而旱莲草善补肾滋阴，凉血止血。两药配伍，和营理血，止血而不寒凝，没有留瘀之弊。故可用治阴虚血热之诸出血症。

常用量：

丹参　10～15 克

旱莲草　10～15 克

（八）丹参　丹皮

功用：凉血活血，祛瘀生新。

主治：阴虚血热，低烧不退，血瘀之症，月经不调，经闭，痛经，紫癜，热入营血，斑疹，吐衄，下血，热痹，关节红肿热痛。

按语：丹参活血祛瘀甚佳，养血力弱，性凉又能凉血，消肿止痛，养血安神。丹皮凉血活血，既能行瘀血；又能安络血，还能清透阴分伏邪。两药配伍，凉血活血，祛瘀生新，清透邪热。用治阴虚血热、血瘀之症，如宫外孕之血瘀包块，及产后恶露不尽，痛经诸症。

常用量：

丹参　10～15 克

丹皮　10 克

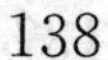

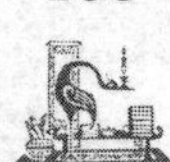

（九）丹参　三七

功用：活血化瘀，强心，通络止痛。

主治：血瘀胸痹疼痛。

按语：丹参活血凉血，去瘀生新，消肿止痛，养心安神。三七祛瘀止血，消肿定痛。两药配用，活血化瘀，强心，通络止痛。现临床多用治冠心病、心绞痛等症。

常用量：

丹参　10～15克

三七　3～10克（如用三七粉冲服，每次1～3克，日服2～3次。如用百宝丹代用亦可）

（十）丹参　檀香

功用：活血行气，通络止痛。

主治：气滞血瘀，胸痹，胃痛。

按语：丹参入血分，活血化瘀，散瘀定痛。檀香入气分，行气宽中，散寒止痛。两药合用，气血双调，活血行气，通络止痛力强。现也有用治冠心病、心绞痛的。

常用量：

丹参　10克

檀香　10克

（十一）葛根　丹参

功用：生津通脉，祛瘀止痛。

主治：消渴兼瘀血症，项背不舒，胸痹心痛。

按语：葛根入气分，升发轻扬，能解肌退热，生津止渴，滋润筋脉。丹参入血分，活血祛瘀，化瘀生新，凉血止痛，安神宁心。两药合用，气血同治，生津通脉，祛瘀止痛，还能扩张血管，降低血糖，治阴虚血瘀者为最宜。

常用量：

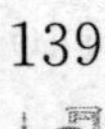

葛根　10克

丹参　10克

（十二）月季花　代代花

功用：通经活血，理气止痛。

主治：气滞血瘀之痛经，月经不调，不孕症，胸腹疼痛，食欲不振，恶心，呕吐。

按语：月季花甘温通利，活血调经，消肿止痛，多用久服，可能引起腹泻。代代花味甘微苦，理气宽胸，开胃止呕。两药配伍，活血理气，调经止痛，气血同调。治气滞血瘀，经脉阻滞，胸腹胀痛，痛经，月经不调等症。但孕妇忌用。

常用量：

月季花　10克

代代花　10克

（十三）川芎　土茯苓

功用：活血行气，清除湿热。

主治：肝郁湿热头痛。

按语：头为诸阳之会，一般感受外邪，多必夹风，所谓"高巅之上，惟风可到"。川芎能活血祛瘀，祛风止痛，善于走散，并兼行气为"血中之气药"。上行头目，为治头痛之要药。土茯苓清热解毒，利湿通络。两药合用，升清降浊，活血行气，清除湿热。

常用量：

川芎　6～10克

土茯苓　15～30克

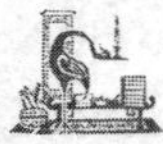

(十四) 元胡　乌药

功用：活血散瘀，顺气止痛。

主治：气滞血瘀，脘腹疼痛。

按语：元胡入血分，活血行气，善散血结，它能"行血中气滞，气中血滞"，为血中气药。可治一身上下，心腹腰膝，内外各种疼痛。乌药入气分，行气宽胀，顺逆止痛，温散肝肾冷气，疏达腹部逆气。两药配用，性温能活血顺气，气血同调。治气滞血瘀，脘腹疼痛，尤以偏于寒性的气痛为最好。

常用量：

元胡　10 克

乌药　10 克

(十五) 蒲黄　五灵脂

功用：活血止痛。

主治：气滞血瘀痛经，产后瘀血阻滞，恶露不行，小腹疼痛拒按，胃痛，心痛。

按语：产后恶露不行，瘀血阻滞，治宜活血行瘀。由于病本产后，瘀血出血同时并见，若只单活血而不止血，就可能导致大量出血的恶果。故用五灵脂通利血脉，散瘀止痛以祛瘀；蒲黄既行血又止血，配入此药，既加强灵脂行瘀之力，又照顾到出血的见证。祛瘀与止血并用，相反相成，功效显著。

常用量：

蒲黄　10克

五灵脂　10 克

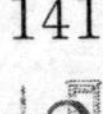
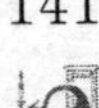

(十六) 五灵脂　真降香

功效:行气活血,通络止痛。

主治:气滞血瘀之胸胁痛,胃脘痛,腹痛。

按语:五灵脂入于血分,活血化瘀定痛。降香活血化瘀,行气止痛。两药合用,行气活血,化瘀定痛。现用治冠心病、心绞痛的成药多配此两药。

常用量:

五灵脂　10 克

真降香　10 克

(十七) 桃仁　红花

功用:行血通络,去瘀生新,消肿止痛。

主治:瘀血胸痛、腹痛,经闭、痈肿,瘀血肿痛。

按语:桃仁少用养血,多用破血,功能破血散瘀,润燥滑肠,治瘀血偏于局部有形,或在下腹部者。红花走而不守,迅速四达,活瘀血,生新血,治瘀血偏于散在全身无定处者。两药合用,有协同作用,可化瘀血,通经闭,去瘀生新,消肿止痛。治妇女各种瘀血病证,如月经不调属于血瘀实证者。

常用量:

桃仁　10 克

红花　10 克

(十八) 制乳香　制没药

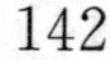

功用:活血止痛,敛疮生肌。

主治:外伤痈肿之疼痛,瘀血之胃脘痛,心绞痛,风湿痹痛,经闭,痛经,癥瘕。

按语：乳香、没药均能活血止痛，消肿生肌，但乳香辛温香窜，行气活血兼能舒筋，通经舒络而止痛。没药是散瘀而活血，消肿定痛。一偏于调气，一偏于活血，两药合用，相得益彰，共奏活血祛瘀，消肿止痛，敛疮生肌之效。对气滞血瘀疼痛，最为适用。

常用量：

制乳香　6～10 克

制没药　6～10 克

（十九）益母草　香附

功用：活血化瘀，行气解郁。

主治：血瘀气滞，月经不调，经前腹胀痛，产后瘀阻腹痛及跌仆损伤等症。

按语：益母草主入血分，行瘀血而新血不伤，养新血而瘀血不滞。香附主入气分，又可入血分，解郁调经，气顺血行。在行气之中，兼行气中血滞，故为血中气药，妇科多用。两药配合，活血化瘀之力加强，为妇科常用之品，无论胎前、产后，皆可随证应用。

常用量：

益母草　10 克

香附　10 克

（二十）益母草　茺蔚子

功用：活血调经，凉肝明目。

主治：月经不调，痛经，产后恶露不尽，经期热病，肝热头目眩晕，目赤肿痛。

按语：益母草辛苦微寒，活血调经，主治血热瘀滞，妇女月经不调，经前腹胀疼痛，产后瘀阻腹痛诸症，效果甚佳，故有益母之名。益母草之果实即为茺蔚子，也叫益母草子，味甘，性微寒，功用与益母草相似，但又凉肝明目，主治肝热头目眩晕，目赤肿痛或眼生翳膜。益母草疏散旁达，偏于活血祛瘀。茺蔚子重坠下降，偏于行血祛瘀。两药合用，取其活血行血而不破血，为妇女调经及产后之要药。

常用量：

益母草　10 克

茺蔚子　10 克

(二十一) 生内金　酒丹参

功用：祛瘀生新，开胃止痛。

主治：胃阴不足，食欲不佳，血瘀气滞，肝脾肿大。

按语：生内金消食开胃而磨积，又除肝热。酒丹参活血祛瘀而生新血，酒炒可减其寒性，加强祛瘀生新作用。两药配伍，祛瘀生新，开胃止痛，对胃阴不足，食欲不佳，血瘀气滞之肝脾肿大均可治疗。据报道可用治晚期肝炎及血吸虫病的肝脾肿大或肝癌均有一定疗效。

常用量：

生内金　10 克

酒丹参　10～15 克

(二十二) 三棱　莪术

功用：祛瘀止痛。

主治：瘀血经闭、行经腹痛、癥瘕积聚，食积腹痛，癌肿。

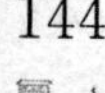

按语：三棱苦平，破血中之气，破血作用强，适用于血瘀而后气滞之症。莪术苦辛温，破气中之血，破气作用

强，适用于气滞而后血瘀之症。两药配伍，破血行气，化积止痛加强，用治瘀血疼痛，癥瘕等有形之坚积。现有用治子宫颈癌者，惟此药能破坏红细胞，多用久用不宜，应用之际随时检查血象，以免发生不良后果。由于两药消积散瘀作用甚强，且能堕胎，故月经过多及孕妇忌用。

常用量：

三棱　10 克

莪术　10 克

(二十三) 水蛭　虻虫

功用：破血逐瘀。

主治：瘀血经闭，癥瘕积聚，折伤坠仆，蓄血疼痛。

按语：水蛭即蚂蟥，居水而潜伏，咸苦平，有毒，破瘀消癥，主治瘀血停滞之经闭，癥瘕痞块，跌打损伤。虻虫又叫牛虻，居陆地而飞走，苦微寒，有毒，破血逐瘀，性更猛烈，入肝经血分，能攻血结。两药配伍，一潜一飞，皆为吸血之物，逐恶血，散癥结，治血结上下俱病者，功效尤彰。两药之破血逐瘀力量大于三棱、莪术。

常用量：

水蛭　3 克

虻虫　3 克

(二十四) 大黄　䗪虫

功用：破血消癥，逐瘀通经。

主治：血瘀经闭，干血虚劳，肌肤甲错，癥瘕肿块，或跌打瘀血肿痛。

按语：大黄性寒苦泄，入血分，通行血闭，泻火凉血。

䗪虫又叫地鳖虫，俗称土鳖。咸寒，有小毒，破坚逐瘀，疗伤止痛，破而不峻，能行能和，既能去死血，又能祛瘀血。主治妇女血瘀经闭，干血虚劳，血积癥瘕和创伤骨折等症。两药配伍，取"通以去闭，虫以动其瘀"之义，常常制成丸药应用，是取"峻药缓攻"之意义。因上药破血逐瘀，能堕胎，故孕妇忌用。

常用量：

大黄　10 克

䗪虫　10 克

（二十五）花蕊石　钟乳石

功用：去瘀生新补肺。

主治：瘀血性出血如咳血、衄血、吐血、崩漏下血。瘀血停积，胸膈疼痛。

按语：花蕊石酸涩收敛，既能止血，又可化瘀，适用于出血而内有瘀滞的证候。钟乳石甘温，入肺，温肺化痰，纳气平喘，善治肺虚劳嗽。两药合用，能祛瘀生新，补肺治嗽。然此两物，均为石药，性烈原为劫药，可用于暂而不可久，多用久用大损阴血，凡虚劳吐血，多由阴虚火炎，迫血上行者，当用滋阴降火之品，不可应用本品。无瘀血停积者，也不可服。

常用量：

花蕊石　6～10 克

钟乳石　10 克

（二十六）茅根　藕节

功用：凉血止血。

主治：风热犯肺，肺络受损，咳嗽，咯血或热移小肠尿血。

按语：茅根清肺胃之热，散热除风，凉血止血，尤善治尿血，性寒而不伤胃，利水而不伤津，能清血中伏热而止血。藕节鲜用凉血止血，干用收涩止血兼有化瘀之效，故有止血而不留瘀的特点，炒炭用止血力更强。两药合用，凉血止血力强，可治风热犯肺，肺络受伤之咳血，或热移小肠之尿血。

常用量：

茅根　15～30 克

藕节　12 克

(二十七) 芥穗炭　槐花炭

功用：疏风止血。

主治：肠风便血（痔血）。

按语：芥穗炭能入血分，可以升发血中潜伏之湿热，使湿热从经络发散，并有疏风止血之效。槐花炭凉血止血，尤善治肠风出血。两药配伍，疏风止血，治肠风便血（痔血）甚佳。

常用量：

芥穗炭　10 克

槐花炭　10 克

(二十八) 地榆　槐角

功用：凉血止血。

主治：热迫血行，痔漏便血。

按语：地榆入血分，凉血收敛，有止血之效。血热则妄行，热不除则血不止，热既清则血自安。因地榆性收敛，既能清降，又能收涩，则清不虑其过泄，涩不虑其过滞。槐角也叫槐实，凉血止血，善于止下部出血。两药配伍，凉血止血，相得益彰。治热迫血行，痔漏便血，血痢，崩漏等症有效。

常用量：

地榆　10 克

槐角　10 克

（二十九）槐角　黄芩

功用：凉血止血。

主治：妇女血热崩漏。

按语：槐角善治下部出血，有凉血止血之效。黄芩清热燥湿。两药同用，可治血热崩漏，也可用治妇女绝经后因血热下迫经水复来者。

常用量：

槐角　10 克

黄芩　10 克

（三十）槐花　槐角

功用：凉血止血。

主治：上下部血热出血症。

按语：槐花苦凉体轻，主治上窍出血偏于口鼻，尤治脑部出血，及酒皶鼻等。槐角苦寒体重为纯阴之药，偏于治下部出血，主治肠风痔漏，崩漏下血，也治湿热下注之尿频、尿急、尿疼等症。槐花含芦丁，具有降低毛细血管

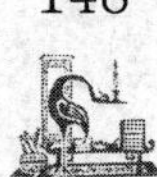

脆性，增强毛细血管抵抗力，对高血压患者有防止脑血管破裂的功效。两药合用，凉血止血力强，用治上下部血热出血，头目眩晕，鼻赤诸症有效。

常用量：

槐花　10 克

槐角　10 克

(三十一) 侧柏叶　白芍

功用：凉血止血。

主治：热迫血行，月经过多。

按语：侧柏叶凉血止血，入血分既能凉血，又去血分之湿热。生白芍凉血清热。两药合用，凉血育阴而止血。治热迫血行之月经过多，胎热腹痛。

常用量：

侧柏叶　10～15 克

白芍　10～15 克

(三十二) 侧柏叶　干姜炭

功用：清降温中，收敛止血。

主治：中寒气逆，血不归经，吐血不止。

按语：侧柏叶苦涩微寒，凉血止血。干姜炒炭，即炮姜，辛苦热能温中止泻、止血，“守而不走”。干姜炭与侧柏叶配伍，取侧柏叶之清降，折其上逆之势，用炮姜温守中阳，使脾能统血，气能摄血。两药合用，清降温中并行，寒热同用，相行而不悖。总之，仍属温阳摄血法范畴。

常用量：

侧柏叶　10 克

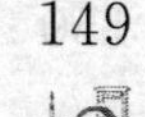

干姜炭　10 克

(三十三) 三七粉　白及粉

功用:去瘀生新,益气止血。

主治:肺痨咳血、吐血。

按语:三七止血又能消瘀定痛,可用于一切出血症,此外,还有益气通络之效。白及止血消肿,敛疮生肌,并善收敛补肺,偏治肺胃出血。两药合用,一散一收,去瘀生新,益气止血,治肺痨咳血,溃疡病出血,及肺结核有空洞者,均可收到满意效果。上述两药,既止血又消瘀生新,虽久服也不会发生瘀血。故在大量出血或出血不止的时候,可以应用。

常用量:

三七粉　6 克

白及粉　10 克

(三十四) 血余炭　百草霜

功用:化瘀止血。

主治:食积泻痢或妇女崩漏。

按语:血余炭止血散瘀,又有补阴利尿作用。百草霜收敛止血,收涩止泻。两药合用,一散一敛,化瘀止血,可治妇女崩漏,及其他出血症。有止血而不留瘀之优点。如再配山楂炭、焦神曲可治食积泻痢。如配陈棕炭可吸毒,治胃、肠、癌瘤之出血。

常用量:

血余炭　10 克

百草霜　10 克

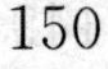

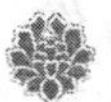 (三十五) 阿胶　艾叶炭

功用:温经止血。

主治:经血虚寒,行经腹痛,崩漏下血,胎动不安。

按语:阿胶甘平,滋阴养血、止血。艾叶炭温经止血。两药配伍,温经止血,治下元虚寒,月经过多,崩漏,胎漏下血,以及孕妇受寒,腹中疼痛,胎动不安等症。如属血热者不宜用。

常用量:

阿胶　6～10 克(烊化)

艾叶炭　10 克

(三十六) 艾叶　香附

功用:温经散寒,调经止痛。

主治:肝郁夹寒,月经不调,少腹冷痛,宫冷不孕,带下,心腹疼痛。

按语:艾叶芳香辛温,散寒除湿,温经暖宫,调经止痛。炒炭温经止血。香附辛苦平,行气开郁,调经止痛。艾叶能除沉寒痼冷,香附擅长理气开郁。两药配用,温行并举,温经散寒,调经止痛。对下焦虚寒,肝郁气滞之不孕症用之有效。

常用量:

艾叶　10 克

香附　10 克

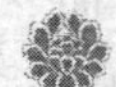 (三十七) 阿胶　仙鹤草

功用:补血强心,收敛止血。

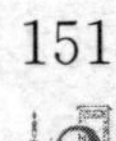

主治:多种出血症,心阴不足,心悸、怔忡,脱力劳伤。

按语:阿胶甘平,滋阴补血、止血,为血肉有情之品。仙鹤草苦涩平,收敛止血,升压强心,调整心律,恢复疲劳。两药配伍,补敛兼施,补血强心,收敛止血。

常用量:

阿胶　6~10 克(烊化)

仙鹤草　15~30 克

(三十八) 地锦草　仙鹤草

功用:凉血通脉,调整心律。

主治:阴虚血热,心动过速。

按语:地锦草,辛平,清热解毒,活血凉血止血,利水通脉。仙鹤草收敛益气,强心,调整心律。两药合用,凉血通脉,调整心律。气阴两虚者再配太子参、沙参、麦冬、玉竹同用。浮阳上越者再加珍珠母潜阳定惊,镇心安神以加强药效。

常用量:

地锦草　10 克

仙鹤草　15~30 克

(三十九) 血余炭　车前子

功用:化瘀止血,利水通淋。

主治:湿热迫血下行,尿少,尿痛,血淋,泄泻,痢疾。

按语:血余炭去瘀生新,化瘀止血,育阴利尿。车前子渗湿清热,利水通淋。两药配用,补利互施,化瘀止血,利水通淋。临床用治急性肾炎、尿血等症。日久阴虚血热可配旱莲草、女贞子。

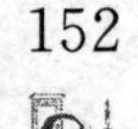

常用量：

血余炭　10 克

车前子　10 克

(四十) 炮姜炭　淡附片

功用：温经止血。

主治：脾虚不摄之远血(便血)。

按语：炮姜炭又名黑姜，已无辛散作用，以温经止血及温中止泻为它的特长。淡附片回阳救逆，补火生土，又能引血药入血分，善治神疲、肢冷、尿清、便溏、脉弱诸症。两药配伍，温经止血，对脾阳不振，不能统血，血溢于内而导致便血者，最为适用。

常用量：

炮姜炭　10 克

淡附片　10 克

(四十一) 乌贼骨　椿根皮

功用：固涩止带止血。

主治：冲任不固，妇女血崩，白带，久痢，便血。

按语：乌贼骨咸涩微温，能入肝肾血分，收敛止血，固精止带。椿根皮苦涩寒，清热燥湿，收敛固涩，能止带、止泻、止血固经。两药合用，固涩收敛性加强，可治冲任不固之妇女血崩、白带诸症。

常用量：

乌贼骨　10 克

椿根皮　10 克

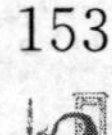

(四十二) 穿山甲　皂角刺

功用:行气活血破瘀,软坚散结溃疮。

主治:外疡疮头已突出,将溃未溃之时。

按语:皂角刺辛散温通,药力锐利,对痈疽肿毒,已成脓者用之,能有助于溃破,为外科常用药。穿山甲行气活血破瘀,而又通经络,直达病所,凡痈疽已成,内已化脓而疮头未溃,正气未衰,脓难外排者,常与皂角刺同用,以代刀切,溃散之力颇强。

常用量:

穿山甲　10 克

皂角刺　25 克

(四十三) 穿山甲　王不留行

功用:行气活血通乳络。

主治:乳络壅滞,乳汁不通,乳汁不畅。

按语:穿山甲性善走窜,功能通络排脓,散血消肿,尤能通经下乳,功效甚佳。王不留行上能通乳汁,下可通经闭,其性走而不守,善利血脉,为治乳痈之要药。因血乳同源,血滞则乳闭,血行则乳下,乳汁畅流,血脉通利,则乳痈可消。俗云:"穿山甲、王不留,妇人服了乳常流"。这是指乳汁不通,乳汁不畅属于实证者,虚证不宜用或少用。又按王不留行有破坏红细胞的作用,贫血人勿用。

常用量:

穿山甲　10 克

王不留行　10 克

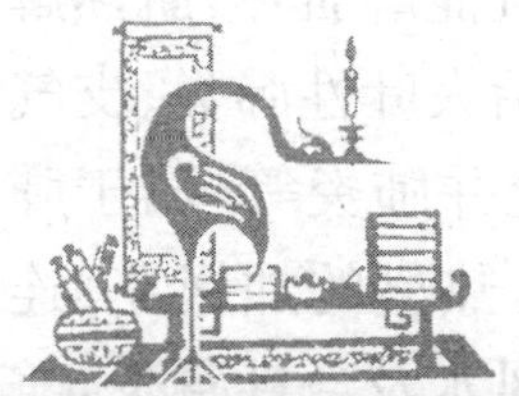
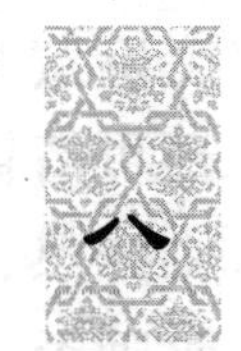

八 止咳、平喘、化痰

(一)麻黄　杏仁

功用:止咳平喘。

主治:风寒外束,肺气不宣,咳喘气逆。

按语:麻黄宣肺平喘,发汗解表,佐杏仁之苦降,不仅协助麻黄平喘,且能开泄肺气,助麻黄以逐邪,麻黄性刚强,杏仁性柔润,两药合用,刚柔相济,有增强平喘止咳之功效,所以有"麻黄以杏仁为臂助"的说法。

常用量:

麻黄　3～10克

杏仁　10克

(二)麻黄　石膏

功用:宣肺清热,利水消肿。

主治:肺热咳喘,汗出口渴,舌红,苔黄,脉滑数。风水恶风,面目四肢浮肿,骨节疼痛,小便不利,脉浮。

按语:麻黄宣肺平喘,以降逆气,石膏清泻肺热,又能变麻黄辛温之性为辛凉，达到“去性存用”之目的。石膏还可清胃热，胃热清，则津回而渴止，且能解肌热，肌热解则身热、自汗等症可愈。现临床多用治大叶性肺炎、支气管肺炎、支气管哮喘，以及小儿麻疹合并肺炎等，属于肺热实喘者。如喘甚的可配桑皮、骨皮，热盛的加银花、连翘、鱼腥草等。另外，宣肺利水，能治风水及急性肾炎，兼见有表证者。

常用量：

麻黄　10 克

石膏　30 克

(三) 麻黄　米壳

功用：止咳平喘。

主治：久咳不止，干咳少痰。

按语：麻黄宣肺平喘，米壳即罂粟壳，也叫御米壳，味涩性平，敛肺止咳，涩肠止泻止痛，具有麻醉性，久服易成瘾。两药合用，一宣一敛，调节肺系，止咳平喘，治痰少久咳不止者，可以试用。

常用量：

麻黄　6～10 克

米壳　10 克

(四) 杏仁　桔梗

功用：宣肺止咳，行气止痢。

主治：外感咳嗽，胸闷不畅，痰多，咽痛，音哑。痢疾初起，大便与脓血混杂者。

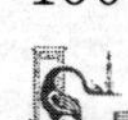

按语：杏仁散风寒，降肺气，化痰利肺而止咳平喘，滑肠通便。桔梗引药上浮入肺，升宣肺气而祛痰排脓，炒炭又善行气止痢。两药配用，一降一宣，调和气机，宣肺疏风，止咳祛痰，行气止痢。治外感肺气不宣，咳嗽，胸闷痰多，咽痛，音哑等症。无论风寒、风热或肝郁均可应用。

常用量：

杏仁 10克

桔梗 10克

（五）甜杏仁 苦杏仁

功用：止咳定喘。

主治：老人肺虚咳嗽，气喘，肠燥便秘。

按语：甜杏仁甘平，无毒，润肺祛痰止咳，主治肺虚劳咳，燥咳。苦杏仁苦温，有小毒，降气平喘，祛痰止咳，润肠通便。主治感冒咳喘，肠燥便秘。甜杏仁偏于滋润，治肺虚咳喘，苦杏仁性属苦泄，治肺实咳喘。两药合用，虚实平调，止咳定喘。治老人肺虚又兼新感之咳喘。

常用量：

甜杏仁 10克

苦杏仁 10克

（六）射干 麻黄

功用：消痰平喘。

主治：痰饮夹热，肺失宣降，咳逆上气，喉中痰阻如水鸡声。

按语：射干苦寒，降火消痰，利咽平喘，麻黄温肺散邪，宣开肺气，利水消肿。两药配用，一寒一热，降宣得宜，则气降痰消，而喉中痰鸣气喘自愈。

常用量：

射干 10克

麻黄 10克

(七) 苦桔梗 生甘草

功用：清热利咽，排脓解毒。

主治：肺痈咳嗽，痰多有脓，胸满咽痛，音哑。

按语：苦桔梗辛散苦泻，宣肺祛痰，利咽喉，又能排脓，引药上行。生甘草性凉清热解毒，润肺祛痰，缓急定痛，又不使桔梗上升太过。两药合用，一宣一清，则郁热散而痛自平。

常用量：

苦桔梗 10克

生甘草 6克

(八) 桑皮 骨皮

功用：清热平喘。

主治：肺热阴虚喘嗽，午后热甚，或低烧不退，汗出，水肿，小便不利，目赤，舌红，脉细数者。

按语：桑白皮甘寒入肺经气分，清热而不伤气，行水而不伤阴，有清热平喘，止嗽祛痰之功。地骨皮甘淡寒偏入阴分，能泻肺中伏火，清肾中虚热以退蒸。二皮合用，气阴双清，使肺火清则逆气降，肾热清则虚火不致犯肺，而咳喘、蒸热均除。

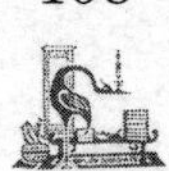

常用量：

桑皮　10 克

骨皮　10 克

（九）陈皮　桑皮

功用：清热化痰，止嗽平喘。

主治：肺热咳嗽，喘逆痰多。

按语：陈皮苦辛温，燥湿化痰，理气止嗽，“同降药则降”。桑皮甘寒入肺经气分，泻肺中实火，利水消肿，而下气平喘。两药配用，理气降火，止嗽平喘，脾肺同治。治肺热咳嗽，气逆吐痰量多，或肺失清肃之水停肌肤，水肿，胀满，呼吸喘促，小便不利等症。

常用量：

陈皮　10 克

桑皮　10 克

（十）天竺黄　半夏曲

功用：清热燥湿，豁痰安神。

主治：湿热内停，咳嗽吐痰不爽，呕恶，胸闷，夜寐不安。

按语：天竺黄甘寒，清热豁痰，宁心安神。半夏曲性温，化痰止咳，和胃安神，其温燥之性减弱。两者配伍，清热燥湿，豁痰安神，治痰热犯胃，胃不和卧不安者。

常用量：

天竺黄　10 克

半夏曲　10 克

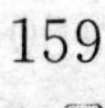

(十一) 菊花　蛤粉

功用:清热化痰。

主治:痰热咳喘,咯血,瘿瘤、痰核,胃痛,泛酸。

按语:菊花疏风清热,平降肝阳。蛤粉清肺化痰,软坚散结。两药合用,能泄肺热而化稠痰,治痰热咳喘,咯血,瘿瘤,痰核。蛤粉煅用,又能制酸,可治胃痛泛酸。配菊花之平肝阳,更能增加疗效。

常用量:

菊花　10 克

蛤粉　10 克

(十二) 青黛　蛤粉

功用:清热化痰,软坚散结。

主治:痰热咳嗽,面肿不寐,小儿百日咳,瘿瘤痰核。

按语:青黛咸寒入血分,清泻肝火。蛤粉清化热痰,软坚散结。两药配伍,一清一散,专化热痰,名"黛蛤散",对肝火犯肺之咳逆气喘,夜咳较甚者有效。

常用量:

青黛　10 克

蛤粉　10 克(包煎)

(十三) 枇杷叶　黛蛤散

功用:清肝化痰,肃肺止咳。

主治:肝热痰结,肺失清肃,咳血,咳嗽,呕哕不止,吐痰,胁痛。

按语:枇杷叶苦平入肺,其性善降,能肃肺和胃。黛蛤散清热化痰。两者合用，肃肺清肝，化痰止咳，降气和胃，肺气得清则咳自平，气下则火降痰消，胃和则呕定哕止，痰热去，络脉通则胁痛除。

常用量：

枇杷叶 10 克

黛蛤散 10 克

(十四) 旋覆花 黛蛤散

功用：清热消痰，降气止噫。

主治：痰热互结之咳喘痰多咽痒。

按语：旋覆花降气止噫，消痰平喘。黛蛤散清热化痰。两药配用，一降一清，一疏一散，治肝热痰火互结之咳嗽痰多，黄稠或带血，胸胁作痛等症。

常用量：

旋覆花 10 克 } (包煎)

黛蛤散 12 克 }

(十五) 冬桑叶 枇杷叶

功用：肃肺化痰，平肝和胃。

主治：肝热犯肺，咳嗽，气逆喘息，痰吐不利，呕吐呃逆。

按语：人身之气，肝气从左升，肺气从右降。今肺被肝火所烁，而无降气之能，反上逆为咳。用桑叶肃肺气以平肝，不令肝升太过；用杷叶以降肺气而和胃，使肺气得降。如此肝平肺降，升降如常，则咳逆呕吐自止。

常用量：

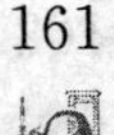

冬桑叶　10克
枇杷叶　10克

(十六) 桑叶　桑白皮

功用:清热平喘止咳。

主治:风热蕴肺,咳嗽上气,头晕汗出,黄痰或白黏痰,目赤。

按语:桑叶疏风清热,清肺止咳,明目,并有宣肺之效。桑白皮泻肺行水,平喘止咳,以降气平喘力胜,两药合用,宣降得宜,清热平喘,止咳明目甚效。因白睛属肺,肺热目亦赤,泻肺火即可以明目退赤,治季节性结膜炎有效。

常用量:
桑叶　10克
桑白皮　10克

(十七) 枇杷叶　六一散

功用:清热利水,降气止咳。

主治:肺痈轻症,咳嗽气喘,呕吐,痰涎量多。

按语:枇杷叶泻肺降火,清热化痰,和胃降气,其特点在于降气止咳;六一散(滑石、甘草)渗湿利水,清热解暑。两药合用,利用枇杷叶清肃肺气,使气下则火降,火降则痰消,肺又为水之上源,源清则流长,再配六一散清其化源,而下走膀胱以利水,使湿热之邪自小便外出。如此肺痈之证可解。

常用量:
枇杷叶　10克
六一散　12～15克
(以上两药包煎)

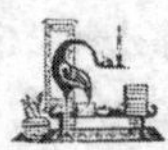

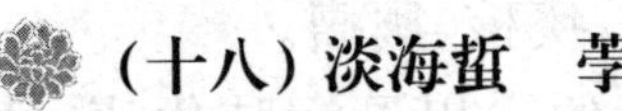

(十八) 淡海蜇　荸荠

功用:清热化痰。

主治:阴虚痰热咳嗽,痰黏,口渴,大便燥结。

按语:海蜇、荸荠(地栗)性都润滑寒凉,能清火化痰,软坚散结,荸荠尤善清肺胃热而生津止渴。两药配用,虽甚平淡,如能持久服用,对于痰热胶结,咳嗽气急,痰难咯出等症却有相当功效。目前,有用淡海蜇治肝阳上亢的高血压病的。

常用量:

淡海蜇　10克

荸荠　10克

(十九) 法半夏　夏枯草

功用:清热化痰。

主治:痰热互结失眠,瘿瘤诸症。

按语:法半夏偏于燥湿化痰,消痞散结,和胃安神。夏枯草清肝火,平肝阳,舒肝郁,散痰核。两药合用,一降一散,寒温并用,清热化痰。治肝气郁结,久而化火,痰热互结之失眠,瘰疬痰核,瘿瘤等症。

常用量:

法半夏　10克

夏枯草　10克

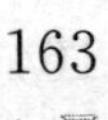

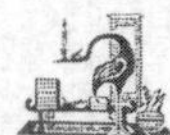

(二十) 杏仁　川贝母

功用:清热止咳,化痰散结。

主治：肺虚久咳无痰，或痰黏、痰核、瘿瘤。

按语：杏仁降气止咳，润肠通便。川贝润肺化痰，清热散结。一降一润，各有所长，两药合用，清热止咳，化痰散结。治肺虚久咳，痰少咽燥，或痰火郁结诸症。

常用量：

杏仁　10克

川贝母　10克

(二十一) 桑叶　竹茹

功用：清肺化痰。

主治：风热咳嗽，有痰泛恶。

按语：桑叶入络搜风，通肝达肺，肝胆相连，又能疏泄少阳气分之火，而散风热。竹茹入肺胃胆，清热化痰，和胃安神，治胆胃热痰之症。两药合用，清肺化痰，专去上焦风热。

常用量：

桑叶　10克

竹茹　10克

(二十二) 瓜蒌仁　瓜蒌皮

功用：宽胸润肺，止咳化痰，滑肠通便。

主治：痰热咳嗽，黄痰且黏，胸闷气逆，胁痛，肠燥便秘。

按语：瓜蒌仁甘寒，质润多油，偏于涤痰垢而润肠通便，治痰滞胸膈，肠燥便秘。瓜蒌皮质轻力薄，偏于宽胸润肺，清热化痰而散结，治痰热咳嗽。两药合用，既清上

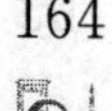

焦之积热,又化痰浊胶黏,而且能润燥滑肠。瓜蒌仁、皮合用也叫全瓜蒌。

常用量:

瓜蒌仁　10～15 克

瓜蒌皮　10～15 克

(二十三) 瓜蒌皮　丝瓜络

功用:利气通络,清热化痰。

主治:痰热阻膈胸痛。

按语:瓜蒌皮专主清肺化痰,宽中利气。丝瓜络功能通利经络。两药合用,利气通络,清热化痰。可治痰热阻膈,胸痛胁痛,咳嗽等症。

常用量:

瓜蒌皮　10 克

丝瓜络　10 克

(二十四) 蒌皮　橘络

功用:宽胸通络,止咳化痰。

主治:痰热阻络,胸胁疼痛,咳嗽有痰。

按语:瓜蒌皮质轻宣气于上,宽胸利膈,清热化痰,更佐橘络以达肺络,肺络通,痰热解,则诸症自除。

常用量:

蒌皮　10 克

橘络　10 克

(二十五) 橘红　橘络

功用:止咳化痰,通络理气。

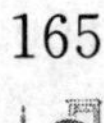

主治：咳嗽痰多，胸闷，胸胁作痛。

按语：橘红性较温燥以疏通为用，偏于轻清入肺，散寒化湿，利气化痰，对外感咳嗽痰多，喉痒胸闷者适用。橘络苦平，化痰通络，顺气活血，善清络中之余热。两药配伍，一偏化痰，一偏通络，气利痰消，络通痛止。

常用量：

橘红　10 克

橘络　10 克

(二十六) 橘红　贝母

功用：理气化痰。

主治：气滞痰阻，心胸郁闷，咳嗽痰黏，瘰疬痰核。

按语：橘红轻浮入肺，性温气香，能燥湿化痰，理气散结。贝母润肺化痰，清热散结，配橘红理气化痰，治心胸气机郁结，气滞痰阻，心胸郁闷，胸痛，咳嗽痰黏，郁郁不乐；对痰火郁结之瘰疬痰核可用浙贝母。

常用量：

橘红　10 克

贝母　10 克

(二十七) 麦冬　半夏

功用：止咳降逆，生津益胃。

主治：肺胃阴伤，气火上炎，咳吐涎沫，咽干而渴。

按语：麦冬养阴滋液，生津润燥。半夏降逆止呕。半夏虽温，配麦冬则温燥之性减而降逆之用存，不仅无害，且能转输津液，活动脾气，使麦冬滋阴生津而不腻滞，有

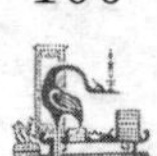

利无弊。半夏又可使脾能散精上归于肺，则肺津复而虚火平，逆气降而咳吐止。

常用量：

麦冬　10～15克

半夏　10克

（二十八）前胡　杏仁

功用：顺气止咳。

主治：风热咳嗽，气逆痰壅。

按语：前胡辛散风邪，苦泄肺气，寒能清热，降可除痰，专主风热。配杏仁降气宣肺，止咳平喘，一散一降，可治风热犯肺，肺失清肃之咳嗽气逆痰壅，身热口渴等症。

常用量：

前胡　10克

杏仁　10克

（二十九）前胡　紫菀

功用：散风清热，润肺止咳。

主治：风热或风燥袭肺，咳嗽有痰，胸满。

按语：前胡偏宣肺气，散外感风热，紫菀既入肺经气分，又入血分，柔润有余，但又能开泄肺郁，宣通窒滞。凡风热或风燥袭肺，肺气壅塞，咳呛不爽者，两药合用，一散一润，相得益彰。

常用量：

前胡　10克

紫菀　10克

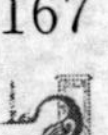

(三十) 杏仁　冬瓜仁

功用：顺气止咳，清热化痰。

主治：痰热咳嗽，气逆，便秘。

按语：杏仁温润下行，宽胸降气，可止咳而消痰。冬瓜仁排脓化痰，清肺润便。两药配用，顺气止咳，不寒不热，温凉适宜。如治痰热为病者，冬瓜仁可多用。

常用量：

杏仁　10 克

冬瓜仁　10～30 克

(三十一) 厚朴　贝母

功用：止咳开郁，消食去胀。

主治：气郁痰滞，互阻胸脘，咳嗽痰多，气逆腹胀。

按语：厚朴下气除满，燥湿消胀，散胸腹一切阴凝滞气。贝母开散心经气郁，清热化痰。两药合用，止咳开郁，消食去胀，专治气郁痰阻诸症。

常用量：

厚朴　10 克

贝母　10 克

(三十二) 白芥子　莱菔子

功用：豁痰下气，消食化积。

主治：老人气实，痰多喘咳，懒食，苔厚腻。

按语：白芥子辛温，入肺散寒，利气豁痰，温通经络，散结消肿。主治寒痰壅滞之胸满胁痛，咳嗽气逆痰多及痰核、阴疽、关节疼痛等症。莱菔子辛甘平，消导食积，祛

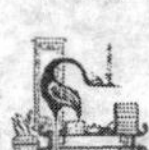

痰降气。治痰食互滞之症。两药合用,温肺豁痰,化积消痰,降气平喘,治老人气实,肺寒痰食互滞之症。

常用量:

白芥子 10克

莱菔子 10克

(三十三) 苏子 莱菔子

功用:降气平喘,消食。

主治:痰气互阻,胸腹胀闷,痰喘食积。

按语:苏子下气开郁之力优于莱菔子,偏利胸膈。莱菔子消痰破积之力优于苏子,偏消腹胀。两药合用,消降兼施,有降气平喘消食之效,治胸腹胀闷,痰喘食积,舌苔厚腻满布者。

常用量:

苏子 10克

莱菔子 10克

(三十四) 苏子 葶苈

功用:降气化痰,泻肺平喘。

主治:痰壅喘咳,胁痛,痰鸣不能平卧。

按语:苏子下气平喘,消痰止嗽,利膈开郁。葶苈苦泄下降,能泻肺平喘,利水消肿,其力较峻,其泻从上焦开始。两药合用,加强降气化痰之力,用治痰壅喘咳有效。

常用量:

苏子 10克

葶苈 12克

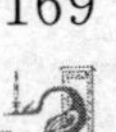

(三十五) 苏子　桑皮

功用:降气泻肺。

主治:肺热痰嗽,水肿腹胀。

按语:苏子降气消痰,利膈平喘。桑皮泻肺火,降肺气而清肺止咳,利水消肿,偏于利水之上源。两药合用,均入肺经气分,降气泻肺,利水消肿,主治肺热痰嗽,水肿腹胀。

常用量:

苏子　10 克

桑皮　10 克

(三十六) 葶苈　大枣

功用:泻肺平喘。

主治:痰涎壅滞,肺气闭阻,喘促痰鸣,气逆不得卧,面目浮肿,小便不利。

按语:葶苈子辛散苦泄,大寒沉降,专泻肺中痰水,痰水去则喘自平。大枣甘温,缓和药性,补脾滋液,以免葶苈泻利太过,损伤阴液肺气,是辅助药。两药合用,泻痰行水,专治痰水壅肺,喘不得卧之症。

常用量:

葶苈　12 克

大枣　3～5 枚

(三十七) 五味子　干姜

功用:温肺平喘,化痰止嗽。

主治:寒痰犯肺,咳逆上气,肺寒咳嗽,痰稀而多。

按语:五味酸温收敛,止咳平喘。干姜温脾肺之寒,使脾能散精上归于肺,肺能通调水道,下输膀胱,则水液能在体内正常运行,不致停蓄为患。用干姜杜其生痰之源,五味子以治标,两药配合,一收一散,一阖一开,相互制约,以免过于发散耗伤肺气,又防酸收太过敛肺遏邪之弊。

常用量:

五味子　10克

干姜　6～10克

(三十八) 白前　前胡

功用:降气散风,止咳化痰。

主治:咳嗽初起,肺气不宣,吐痰不爽,咽痒,胸闷气逆。

按语:白前泻肺降痰,偏于痰实气逆而致的咳喘。前胡宣畅肺气,疏风止咳,适用于外感风热咳嗽。两药配合,一降一散,祛痰作用加强,有降气散风,止咳化痰之效。

常用量:

白前　10克

前胡　10克

(三十九) 白前　百部

功用:祛痰止咳。

主治:久咳气逆,胸闷气喘,痰多不爽,苔白,脉浮缓。

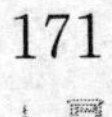
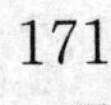

按语：白前泻肺降气，祛痰止咳，专治肺气壅实之痰咳。百部温润苦降，善治劳咳，并有杀虫之效。两药合用，一降一润，祛痰止咳，治外感咳嗽，日久不止者有效。

常用量：

白前　10 克

百部　10 克

(四十) 杏仁　马兜铃

功用：降气止咳。

主治：肺热咳喘，大便秘结。

按语：杏仁降逆平喘止咳，润肠通便。马兜铃清肺热，降气而止咳，又泻大肠热邪。两药合用，宣清并施，有降气止咳，清热止嗽之效。用治肺热喘咳，大便秘结，痔疮肿痛均有效验。也治梅核气。马兜铃蜜炙能减少呕吐，风寒咳嗽忌用。

常用量：

杏仁　10 克

马兜铃　6～10 克

(四十一) 诃子　白果

功用：收敛下气。

主治：阴虚火旺，夜间咳嗽。

按语：诃子收敛肺气，苦泄降火。白果敛肺止咳而定痰喘。诃子涩肠止泻，白果止带浊，缩小便。两药配伍，敛肺下气力强，治阴虚火旺，夜间咳嗽或肺虚久咳，动则

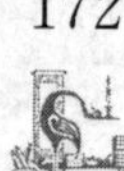

气促，肺气不敛者。对于痰嗽泻痢初起，实邪尚盛者则忌用。

常用量：

诃子　10克

白果　10克

（四十二）诃子　陈皮

功用：敛肺开音，行气化痰。

主治：痰火郁肺，久嗽失音，咽喉有痰，声音嘶哑。

按语：诃子苦降泄火，利咽喉，以敛降为主。陈皮行气化痰，以行散为要。两药配伍，一敛一散，互相协调，敛肺开音，行气化痰甚效。

常用量：

诃子　10克

陈皮　10克

（四十三）海浮石　旋覆花

功用：祛痰止咳。

主治：痰热咳嗽，痰吐不易，以致胸闷不适。

按语：海浮石味咸性平，清肺化痰，软坚散结，治痰结成硬块。旋覆花味咸辛苦性温，降气化痰，温通经水，宣行肺胃，能去上中二焦凝滞坚结，治痰黏如胶漆。由于旋覆花能降气消痰，温通血脉，所以也用治痰气凝滞的梅核气及肝着胁痛。两药合用，一化一宣，祛痰止咳，治痰热咳嗽，痰吐不易以致胸闷不适，气机不畅等症。

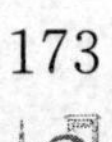

常用量：

海浮石　10～15 克

旋覆花　10 克(包煎)

(四十四) 半夏曲　旋覆花

功用：祛稀痰，止咳嗽。

主治：痰湿壅滞，胸满腹胀，咳嗽稀痰但不易吐出，或咳逆倚息不得平卧。

按语：半夏曲燥湿化痰止咳，健脾胃助消化，前人有“脾为生痰之源”的认识，治湿盛痰多，苔腻呕恶之症。旋覆花降气化痰，行水止噫。两药配用，一燥一宣，祛稀痰止咳嗽，行气开郁，治气滞痰湿之症。

常用量：

半夏曲　12 克

旋覆花　10 克(包煎)

(四十五) 半夏曲　枇杷叶

功用：祛稀痰，止咳嗽。

主治：咳嗽已久，仍吐稀痰。

按语：半夏曲辛而能守，化痰止咳，消食止泻，行气理湿。枇杷叶和胃降气，肃肺止咳，蜜炙后有润肺作用。两药配伍，一燥一润，肃降并施，能祛稀痰，止咳嗽。治咳嗽已久，肺失清肃，湿痰未尽者。

常用量：

半夏曲　12 克

枇杷叶　10 克

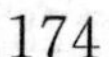

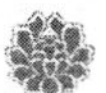

(四十六) 百部 车前

功用:化痰止嗽。

主治:湿痰咳嗽痰多。

按语:百部温而不燥,润而不腻,止咳力强。车前子(草)有清肺肝风热、祛痰止咳的作用,而且车前子利水清热、明目止泻,车前草利湿清热、凉血止血。诸药配用,一润一利,化痰止嗽,对湿热痰嗽为宜。

常用量:

百部 10克

车前子(草) 10克

(四十七) 冬花 紫菀

功用:润肺止咳。

主治:肺气壅塞,咳喘痰多,肺虚久咳,劳嗽咯血。

按语:冬花、紫菀都是性温而不燥,均能化痰止咳平喘,无论寒热皆宜。冬花偏入气分,温肺化痰而治久病寒咳气喘;紫菀偏入血分,宣肺化痰而治久病热咳劳嗽。前者偏于止咳,后者重在祛痰。两药合用,润肺止咳,适用于久咳,劳嗽而出血者。一般多蜜炙用。

常用量:

冬花 10克

紫菀 10克

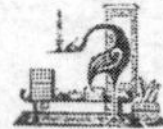

(四十八) 百合 冬花

功用:润肺止咳。

主治：劳嗽痰中带血，失眠梦多，惊悸。

按语：百合润肺宁心，补中益气，为止虚咳要药。冬花止咳化痰。两药合用，一润一降，治劳嗽喘咳不已。若痰中有血者，加紫菀、百部更妙。

常用量：

百合　12 克

冬花　10 克

（四十九）紫菀　苏子

功用：止咳平喘，化痰利膈。

主治：咳嗽气逆，有痰，胸膈满闷。

按语：紫菀温润止咳，化痰降气，苏子降气平喘，消痰止嗽，利膈开郁。两药配用，一润一降，止咳平喘，化痰利膈力强，治肺失清肃，痰多气逆而咳喘、胸闷诸症。

常用量：

紫菀　10 克

苏子　10 克

（五十）紫菀　橘红

功用：止咳化痰。

主治：气机不调，痰阻胸膈，咳嗽吐痰，胸闷不舒，寒热不明显的咳嗽。

按语：紫菀化痰降气，清泄肺热，润肺止咳，偏于开散肺气郁滞，可用于风热郁肺之咳嗽，本品辛而不燥，润而不寒，补而不滞。橘红性较温燥，气香，能祛风化痰，对痰多者适用，其化痰作用大于陈皮。两药配伍，润燥得宜，

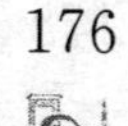

疏散力强，止嗽化痰，其效更宏。

常用量：

紫菀 10 克

橘红 10 克

（五十一）阿胶 紫菀

功用：止咳止血。

主治：肺虚久咳，痰中带血，或咳嗽吐血。

按语：阿胶甘平，补血滋阴，润肺止血，但脾胃薄弱者不宜用。紫菀蜜炙，润肺止咳效强，能入肺经血分，而治肺虚咳血。两药配伍，滋阴润肺，止咳止血，用治肺痨咳嗽，痰中带血或肺痈（后期）、肺痿等症。

常用量：

阿胶 10 克

紫菀 10 克

（五十二）杏仁 橘红

功用：行气化痰、通便。

主治：痰湿滞塞，气逆喘咳，有痰，胸膈不舒，消化不良，便秘。

按语：杏仁质润多脂，降气行痰，温肺定喘，润肠通便，能宣能降。橘红偏于轻清入肺，燥湿化痰，适用于外感咳嗽痰多胸闷者。两药配用，行气化痰，调中快膈，一宣一疏，气行湿化，以治痰湿滞塞诸症有效。无论外感、杂病均可选用。

常用量：

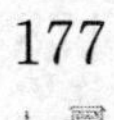

杏仁　10克

橘红　10克

（五十三）杏仁　升麻

功用：升开肺气。

主治：肺气不宣，咳喘，小便不利，水肿，便秘。

按语：杏仁宣肺降气而平喘止咳，润肠通便，肺为水之上源，杏仁宣肺气利水道，有促进利水消肿作用。升麻轻宣升阳，助杏仁宣肺升提以启上闸，又辅杏仁之降气，寓有一降一升和“欲降先升”法在内。

常用量：

杏仁　10克

升麻　10克

（五十四）杏仁　厚朴

功用：下气定喘。

主治：痰湿内蕴，兼感外邪，气逆咳喘。

按语：杏仁苦温而多脂，能润肺而利气，又能引而外达肌腠。厚朴辛苦温，辛散苦泄，降气除满，温通肌腠。二物虽主降气以定喘，而妙有走表之性。正合通里气而解表邪之法。若配解表药使用更佳。

常用量：

杏仁　10克

厚朴　10克

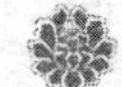

（五十五）苏梗　桔梗

功用：开上宣肺，消胀除满。

主治：肺气不宣，胸膈满闷，咳嗽气喘痰多。

按语：苏梗辛温，辛通去滞，能使郁气上下宣行，宽胸利膈，理气安胎，疏气而不迅下。配桔梗宣胸快膈，清利咽喉，两药一降一升，有开上宣肺，止咳平逆之效。故治肺气不宣，胸膈满闷诸症。

常用量：

苏梗　10克

桔梗　10克

（五十六）赤茯苓　冬瓜仁

功用：利湿化痰。

主治：肺热痰湿，咳嗽痰多，肺痈，胸痛，白浊、白带。

按语：赤茯苓偏于入血分，清利湿热，利水效强。冬瓜仁排脓化痰，利湿导滞，清肺润燥。两药配合，利湿化痰，清热而不燥。治肺热痰湿，咳嗽痰多诸症。

常用量：

赤茯苓　10克

冬瓜仁　10克

（五十七）细辛　五味子

功用：化饮止咳喘。

主治：感冒风寒或肺寒咳嗽，痰多而稀，不渴，以及肺肾两虚，久咳虚喘。

按语：细辛温肺化饮，其性辛散，单独应用，则过于辛散。五味子收敛肺气，其性酸敛，单独应用，又恐酸敛之性有碍于发散表寒，若两药合用，一散一收，一开一阖，相

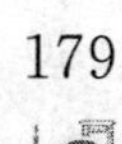
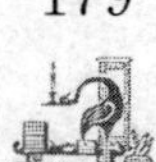

反相成，既免过于发散或酸收，又化饮止喘咳，治寒饮喘咳诸症。初咳多用细辛，久咳多用五味子。

常用量：

细辛　2～3 克

五味子　6～10 克

(五十八) 半夏　陈皮

功用：燥湿化痰，和胃止呕。

主治：脾胃不和，痰湿内停之症。咳嗽痰多，胸闷恶心，呕吐，苔腻脉滑。

按语：半夏辛温降逆止呕，燥湿化痰，消痞散结，作用全面。痰之生由于津液不化，痰之结由于气机不运，治痰者不治其痰而治其气，气顺，则一身的津液亦随之而顺。故配陈皮芳香醒脾，疏利气机，使脾阳运而湿痰去，气机宣而胀满除，逆气降而呕恶止。

常用量：

半夏　10 克

陈皮　10 克

(五十九) 瓜蒌　薤白

功用：通阳散阳，豁痰下气，润肠通便。

主治：胸阳不振，浊阴上逆，胸痹，咳喘痰多，心痛彻背，不得卧，大便燥结。

按语：胸中为清阳之区，阳气不用则气上下不相顺接，而津液必凝滞为痰以成胸痹。瓜蒌既能化痰宽胸，又能润燥滑肠。薤白味辛苦，性温，滑利通阳，开心窍，散胸

中与大肠气滞，兼能活血。两药配用，一润一散，涤痰泄浊，开胸散结。主治胸阳不通，心血瘀阻，心前区或胸骨后刺痛，闷痛诸症。临床可用于心绞痛及心肌梗塞，不过需根据寒热虚实进行适当配伍。

常用量：

瓜蒌　15～30 克

薤白　12 克

(六十) 皂角　菖蒲

功用：开窍通关。

主治：中恶闭证或痰多喘息，不得卧，或鼻塞不得喘息。

按语：皂角辛散走窜，外用有通关开窍之能，内服有强烈祛痰作用。菖蒲芳香开窍，化痰宣壅。两药配用，开窍通关，对卒然昏迷，口噤不开，属于实闭之症，可用两药研末，吹鼻取嚏，以促使苏醒。

常用量：

等分研末外用

(六十一) 皂角　白矾

功用：开关催吐。

主治：中风闭症，痰涎壅盛，喉中痰声漉漉。

按语：皂角消痰积，破癥积，开窍搜风，配白矾化痰涤热，劫黏滑以稀涎。临床用治体质壮实，痰涎壅盛，喉中痰声漉漉，胸膈窒塞者。一般每次用两者粉末 3 克，温开水调灌，有稀涎降痰作用，或微吐出一些稀涎。

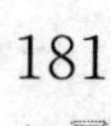

常用量：

皂角末　30 克

白矾末　15 克

(六十二) 郁金　白矾

功用：豁痰开窍。

主治：风痰痫证，蓄痰癫狂，迷惑昏乱。

按语：郁金清心热而开心窍，活瘀血而化痰浊，入气分而解郁。再配白矾之澄清坠浊以祛痰。两药合用，豁痰开窍，其功益彰，则癫痫、惊狂可治。古方名“白金丸”。

常用量：

郁金　6～10 克

白矾　2～6 克

(六十三) 菖蒲　郁金

功用：开窍解郁。

主治：痰热蒙闭心窍之惊痫，癫狂，神昏谵语，苔垢腻。气滞血瘀，络道闭阻之胸痹。

按语：菖蒲芳香而开通心窍，宣气除痰以醒脑清神。郁金辛散苦降，行气解郁，能清心热而开心窍，活瘀血而化痰浊。两药配合，芳香祛浊，开窍解郁，宣痹止痛。用治邪热入心或血热痰浊蒙蔽心窍之神昏谵语，惊狂，癫痫诸症有效。近来，用治气郁胸部之胸闷胀痛，或胸背掣痛，作为入心之引经药，常可加强疗效。惟此药芳香开散，对心气虚者，用量不可太过，以免耗散人体正气。

常用量：

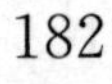

菖蒲　10 克

郁金　10 克

(六十四) 天南星　旋覆花

功用:祛顽湿风痰。

主治:顽痰咳嗽,胸膈胀闷,痰湿壅滞,气逆痰喘,风痰入络,肢体麻木。

按语:天南星燥湿化痰,专祛风痰,其温燥之性更烈于半夏,配旋覆花之消痰平喘,降逆下气。用治顽痰咳嗽及痰湿壅滞,胸膈胀闷等症甚效。有热者可用胆南星,其效力类似牛黄。

常用量:

天南星　10 克

旋覆花　10 克

(六十五) 海浮石　黛蛤散

功用:祛顽痰,止咳嗽。

主治:痰火郁结,胸胁疼痛,咳嗽气喘,痰盛且热不易咯,甚则带血。

按语:海浮石咸寒,清肺降火,能化老痰,消积块。黛蛤散(青黛、蛤粉)清化痰热,凉血止血。两药配用,祛顽痰,止咳嗽,清肝肺火热,治肺热肝郁咳嗽,痰黏成块,量多,不易咯出带血者。

常用量:

海浮石　12～15 克

黛蛤散　12 克(布包煎)

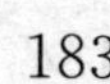
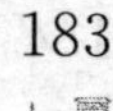

(六十六) 川贝母　浙贝母

功用:止咳化痰,清热散结。

主治:肺虚感风热,咳嗽痰少,咯痰黄稠,瘰疬,乳痈,瘿瘤。

按语:川贝母苦甘微寒,润肺止咳,清热化痰。主治肺热燥咳,阴虚劳咳。浙贝母苦寒,开泄力胜,化痰止咳,清火散结。主治感冒风热,痰热郁肺之咳嗽,咯痰黄稠,瘰疬,疮痈肿毒,乳痈等。川贝母润肺力强,偏治虚证,浙贝母散结力大,偏治实证。两药合用,可治虚实相兼之肺虚肺热咳嗽痰黏,咽燥痰少等症。

常用量:

川贝母　10 克

浙贝母　10 克

(六十七) 浙贝母　夏枯草

功用:化痰散结,清热解毒。

主治:瘰疬、瘿瘤。

按语:浙贝母清火化痰,开泄散结。夏枯草辛能疏化,苦能降泄,寒能清热,清热解毒,解郁散结。两药配用,清热解毒,化痰散结。临床用治颈淋巴结核、慢性淋巴结炎均效。也可配合夏枯草膏应用。

常用量:

浙贝母　12 克

夏枯草　10 克

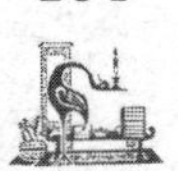

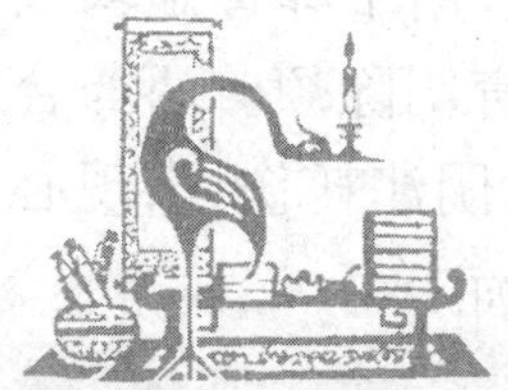

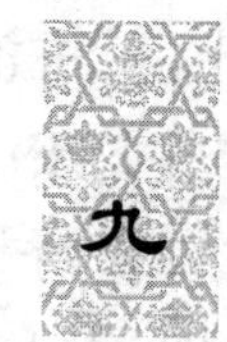

九 安神重镇、平肝潜阳

(一) 朱茯神　朱麦冬

功用:养心安神。

主治:心阴不足,心阳外越之头昏,口干,舌红,心烦失眠。

按语:茯神朱砂拌者称朱茯神,又名辰茯神,有增强宁心安神之效。麦冬养阴清心,朱砂拌之称朱麦冬或朱寸冬,宁心安神作用加强。两药配伍,养心安神,既滲湿热,又养心阴,养血而不敛邪,滲湿而不伤阴。用治心阴不足夹有余热之心中烦热,心悸失眠,舌红,脉细数等有效。

常用量:

朱茯神　10 克

朱麦冬　10 克

(二) 北秫米　浮小麦

功用:养心和胃。

主治：心神不宁，胃气不和之失眠。

按语：北秫米和胃安神，补气渗饮，用于脾胃虚弱或胃失安和之不眠。浮小麦养心止汗，育阴除烦。两药合用，养心和胃，可用于久病、大病之后，阴津耗伤，出现心神不宁、心烦盗汗、胃气不和之失眠等症。

常用量：

北秫米　10 克

浮小麦　15～30 克

(三) 酸枣仁　柏子仁

功用：补肝养心。

主治：血虚心悸怔忡，惊悸，失眠，肠燥便秘。

按语：肝藏血，人卧则血归于肝。肝者罢极之本，疲极必伤肝。阴血不足则惊悸失眠。酸枣仁甘酸而平，补养肝血，宁心安神，益阴敛汗。柏子仁甘平入心，养血宁神，芳香和中，质地滋润，又有润肠之功。两药合用，补肝养心，治血虚怔忡、惊悸、失眠、多汗、便秘之症。

常用量：

酸枣仁　10 克

柏子仁　10 克

(四) 朱茯神　朱灯芯

功用：宁心安神。

主治：心神不宁之失眠、心悸。

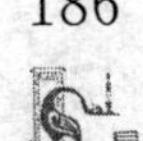

按语：朱茯神为朱砂拌茯神，宁心安神加强。朱灯芯淡渗利湿泄热，引心经郁热下行，而从小便出。两药合

用,渗湿泄热,宁心安神,治心火旺盛,心神不宁之失眠,心悸及烦躁,小便不利等症。

常用量:

朱茯神　12 克

朱灯芯　6 克

(五) 百合　地黄

功用:清心安神。

主治:热病后余热未清,精神恍惚,行止坐卧不安。

按语:百合敛阴润肺,清心安神,善清肺经气分之热。地黄滋阴凉血,清心经营分之热。两药合用,清心安神,气血同治,因心主营而肺主卫,营行脉中,卫行脉外,诸脉皆属于心,而大会于肺。热邪散漫,百脉致病,清心肺之热邪即治百脉。服后大便如漆,即热除之明证。

常用量:

百合　12 克

地黄　15 克

(六) 百合　知母

功用:清心润肺,宁心安神。

主治:阴虚或热病后余热未清,头晕,心烦不安,口渴,咳嗽,失眠,精神恍惚。

按语:百合宁心安神,润肺止咳,为病后平补之品。知母清热泻火,滋阴润燥。两药配伍,一润一清,宁心安神,清热润肺。

常用量:

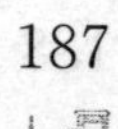

百合　12克

知母　10克

(七) 酸枣仁　生栀子

功用:清心安神。

主治:心火过盛之烦躁,多梦,失眠。

按语:营血不足,心神失养,阴虚火炎,易致烦躁不眠,法当养营血以安心神,佐以清热,才能使阴平阳秘,精神乃治。今用枣仁补肝益阴,养心安神为主,佐生栀子清泻心火而除烦。两药合用,补心体,泻心用,共呈清心安神之效。

常用量:

酸枣仁　10克

生栀子　10克

(八) 生枣仁　熟枣仁

功用:养肝利胆,宁心安神。

主治:血虚或虚热,心烦不眠,汗出。

按语:酸枣仁味酸性平,功能补肝养心,为治虚烦不眠之要药。本品多治肝胆血虚不能养心或虚火上炎之失眠。前人有"熟用治不眠,生用治好眠"之说。实践证明,生熟合用,调节睡眠,能取得较好的宁心安神效果。

常用量:

生枣仁　10～15克

熟枣仁　10～15克

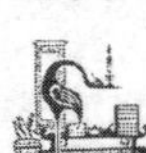

(九) 夜合花　合欢花

功用:疏肝安神。

主治:肝郁不舒之失眠。

按语:夜合花为卫茅科南蛇藤的果实,合欢花为豆科落叶乔木合欢的花蕾(有的地方把合欢花叫夜合花)。两药配伍,相须为用,安神解郁,和中开胃。对肝郁不舒之失眠,胸中郁闷,胃口不好等症适用。

常用量:

夜合花　10 克

合欢花　10 克

(十) 半夏　秫米

功用:和胃安神。

主治:湿痰中阻,胃气不和之失眠,嗽稀痰,心悸,癫痫病。

按语:经云:"胃不和,则卧不安"。人之所以能够安睡,是由于上焦阳气下交于阴分。胃的部位正在中焦,是阳气下交的通路,今中焦湿痰停聚,使阳气下交的通络受阻,故不能入睡。半夏涤痰除饮而和胃,秫米即高粱米,补胃气而化痰饮,和胃安神。两药合用,通调阴阳,饮邪消退,胃气和顺,神安自然能眠。

常用量:

半夏　10 克

秫米　12 克

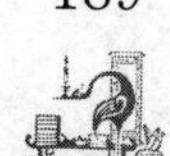

(十一) 茯神　黑芝麻

功用：养血安神。

主治：阴血不足之失眠。

按语：茯神养心安神，渗湿和中。黑芝麻滋养肝肾，能补心体。两药合用，通补兼施，养血安神，治阴血不足之失眠。

常用量：

茯神　10克

黑芝麻　10克

(十二) 朱茯神　远志肉

功用：安神定志。

主治：神志不宁之心悸，少气，夜寐不安诸症。

按语：朱茯神宁心安神，远志肉交通心肾，安神益志。人在正常生理情况下，心阳下交于肾，肾阴上承于心，心肾相交则睡眠正常，记忆力健全。两药配用，可起安神定志之效果，对神志不宁之惊悸、少气、失眠诸症有效。

常用量：

朱茯神　10克

远志肉　10克

(十三) 菖蒲　远志

功用：通心窍，交心肾。

主治：心肾不交，痰迷心窍，头晕，心神不安，心烦乱或迟呆，记忆力减退，失眠。

按语：菖蒲、远志全能入心通心窍，交心肾。菖蒲芳香清冽，开通心窍，宣气除痰，偏用于痰气迷心之神昏失语；远志能通肾气，上达于心，助心阳，益心气，安神益智，偏于惊悸健忘。两药合用，交通心肾，醒神益智，治心肾不交之精神病患者有效。

常用量：

菖蒲　10 克

远志　10 克

（十四）黄连　肉桂

功用：交通心肾。

主治：心肾不交之失眠，上焦呈现心火热证，如心烦、口舌生疮，下焦呈现脚凉等肾阳虚寒证。

按语：黄连苦寒能泻心火，抑制偏亢的心阳，反佐少量辛热的肉桂，以导心火下交于肾，使心肾相交，则心火偏亢，心肾不交，怔忡不宁或夜寐不安等症可愈。本证与黄连、阿胶证相似，同为心火偏亢，但一为肾阳不足，一为肾阴不足，应辨证用药，不可误投。

常用量：

黄连　6～10 克

肉桂　3～6 克

（十五）酸枣仁　远志肉

功用：交通心肾。

主治：心肾不交之失眠，惊悸胆怯。

按语：阴血不足，以致“阳亢不入于阴，阴虚不受阳纳”,而现夜寐不安,时而惊悸胆怯。治宜滋阴养血,使阴血充盈,心肝得养精神安,惊悸止,阴阳济而睡卧宁。酸枣仁养心益肝,安神敛汗。远志肉安神益智,养心助脾,交通心肾。两药合用,既滋养阴血,又交通心肾,治肝血不足心肾不交之失眠,惊悸胆怯及妇人脏躁。

常用量:

酸枣仁　10克

远志肉　10克

(十六) 莲子心　远志肉

功用:交通心肾。

主治:莲子心清泄心热而交心肾,治心火妄动,不能下交于肾之肾精失守。远志肉能通肾气,上达于心,故可安神益智。两药合用,既清心热也益肾志,交通心肾治心肾不交诸症。

常用量:

莲子心　10克

远志肉　10克

(十七) 白蒺藜　滁菊花

功用:平肝明目。

主治:肝风上扰之头痛目昏。

按语:白蒺藜与滁菊花均能平降肝阳,祛风明目。白蒺藜疏散肝郁,息风止晕力强,又去目翳。滁菊花偏于清肝热祛肝风,养肝作用强。两药合用,一刚一柔,相须为用,能平肝明目,治肝阳上扰,头目眩晕,外感风热或肝郁

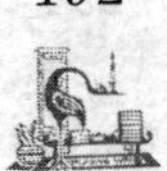

化热生风之头痛目昏，目赤多泪。

常用量：

白蒺藜　10 克

滁菊花　10 克

（十八）天麻　钩藤

功用：平肝息风。

主治：肝阳化风，头晕抽搐，肢麻。

按语：天麻息风祛痰，平肝止痉，稍嫌温燥。钩藤清热息风，定惊止抽。两药合用，钩藤之清能减天麻之燥，平肝息风，而无弊害。既治肝风内动，风痰上扰之头晕目眩，头重脚轻，走路不稳，手足麻木，也治小儿惊风瘈疭。

常用量：

天麻　10 克

钩藤　10 克

（十九）滁菊花　双钩藤

功用：平肝祛风。

主治：肝风上扰或风热之头晕头胀痛。

按语：热邪传入厥阴，阳热亢盛，热盛动风，肝风上扰易致头晕目眩，头胀痛。滁菊花长于平降肝阳，疏散风热。双钩藤清泄肝热而平肝阳，息风镇痉。两药合用，一疏一清，平降肝阳，清热祛风。对外感风热或内伤肝阳上亢引起之头晕目眩，均可应用。

常用量：

滁菊花　10 克

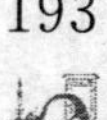

双钩藤　15～30 克

(二十) 钩藤　牛膝

功用:平肝息风。

主治:肝阳上亢,头晕目眩,头胀头痛,半身麻木,膝软乏力。

按语:钩藤甘寒,清热平肝,息风止痉,并能降压。牛膝苦酸平,补肝肾,强筋骨,活血祛瘀,舒筋通络,引血下行以降压。两药配用,一清一补,清上引下,平肝息风效果明显。

常用量:

钩藤　15～30 克

牛膝　15 克

(二十一) 嫩桑枝　石决明

功用:平肝泄风。

主治:肝风入络,四肢麻木,抽动。

按语:嫩桑枝以枝达肢,专治四肢麻木,有祛风通络之功。石决明为介类,平肝潜阳,凉肝泄热,治肝肺风热。两药合用,能平肝泄风,治肝风入络之四肢麻木、抽动及头晕血压高者。

常用量:

嫩桑枝　10～30 克

石决明　10～30 克

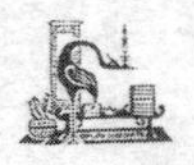

(二十二) 石决明　黑山栀

功用:平肝降火。

主治:肝火上炎之头目眩晕,心烦不安。

按语:石决明平肝潜阳,清热明目。黑山栀苦寒泄降,既清气分,又清血分,泻三焦火而除烦。两药合用,平肝明目,清热降火,治肝火上炎之头目眩晕、心烦不安。

常用量:

石决明　15～30 克

黑山栀　10 克

(二十三) 石决明　灵磁石

功用:平肝滋肾,降血压。

主治:阴虚阳亢,头晕,耳鸣,耳聋,头重脚轻。

按语:石决明平肝潜阳,凉肝明目,偏降肝火,常用于肝经阳亢。灵磁石重镇潜阳,偏补肾养肝而纳气归肾,常用于肾虚阳扰。两药配用,平肝滋肾,重镇力强,既治肝阳上逆之头晕目眩,也治虚阳上扰之耳鸣耳聋。体虚非肝阳上亢者不宜用。

常用量:

石决明　15～30 克

灵磁石　15～30 克

(二十四) 白蒺藜　制首乌

功用:益肾平肝。

主治:用脑过度,血虚肝旺,头痛头昏,失眠健忘,身体瘙痒。

按语:白蒺藜平降肝阳,祛风明目,并能止痒,行血祛瘀,可治肝脾肿大或冠心病心绞痛。制首乌滋养肝肾,补

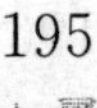

益精血，兼治血虚血燥之刺痒。这种刺痒多在夜晚发作，皮肤干燥。两药合用，行补兼施，散风止痒，平肝益肾，使阴血充足而不燥。故可治血虚肝旺头痛头昏，头发早白，身体瘙痒诸症。

常用量：

白蒺藜　10～15 克

制首乌　10～15 克

(二十五) 地龙　僵蚕

功用：息风止痉，活络止痛，化痰平喘。

主治：风痰入络，经络瘀滞，头痛日久不愈，口眼歪斜，三叉神经痛，痉挛，身热惊风，气喘痰鸣。

按语：地龙通经活络，清热止痉。僵蚕息风解痉，疏散风热，化痰散结，以祛风化痰为胜。两药合用，息风止痉，活络止痛。主治久痛入络，经络瘀滞之头痛日久不愈，以及头面受风，口眼歪斜诸症。

常用量：

地龙　10 克

僵蚕　10 克

(二十六) 石决明　草决明

功用：清热平肝明目。

主治：肝热头昏，视物不明，目赤，头痛，目痛。

按语：石决明、草决明均清肝火而平肝明目，然石决明为介壳，味咸性平，潜制肝阳上升以明目；草决明为种子，清肝胆郁热，疏风散热以明目，此外，又有润肠通便之

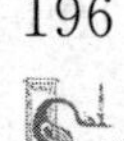

功。草决明各地用法不一，有用决明子的，也有用青葙子的。决明子长于宣散，用于风热目赤，青葙子偏于下降，用于肝火内炽之目赤。可根据不同病情，分别选用。然青葙子有扩散瞳孔作用，对虚性目疾及瞳孔散大者不宜用。

常用量：

石决明　15～30克

草决明　10～15克

(二十七) 白蒺藜　白僵蚕

功用：镇惊止痛。

主治：肝风上扰之头痛、头晕，眼花，痰热壅盛之惊痫抽搐，风疹瘙痒，面皯(色素沉着)。

按语：白蒺藜疏肝郁，散肝风，平肝明目，善散善破，对肝郁肝气所引起之胸胁上部不舒或疼痛，用之最宜。白僵蚕祛风解痉，消痰散结，清热止痛。两药合用，平肝祛风，镇惊止痛，可治肝风上扰所致的头痛、头晕诸症。

常用量：

白蒺藜　10克

白僵蚕　10克

(二十八) 白薇　白僵蚕

功用：清热平肝，凉血安神，祛风止痛。

主治：血虚肝旺，头晕，头痛，失眠多梦。

按语：白薇苦咸性寒，入血分，凉血退热，透邪外出，并能凉肝安神。白僵蚕祛风解痉，清热止痛。两药合用，清热平肝，凉血安神，祛风止痛效强。

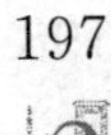

常用量：

白薇　15 克

白僵蚕　10～15 克

(二十九) 全蝎　蜈蚣

功用：息风止痉。

主治：肝风内动痉挛抽搐，疮疡肿毒，瘰疬，风湿痹痛，甚至手指关节变形，顽固性偏、正头痛，以抽掣疼痛为主者。

按语：全蝎又叫全虫，味辛咸性平，平肝息风解痉，祛风通络止痛，解毒散结消肿。蜈蚣辛温，息风解痉，通络止痛，解毒散结消肿。走窜之力最速，性较全蝎为温燥。两药配伍，息风止痉力强，主治肝风内动之症。

常用量：

全蝎　1.5～3 克

蜈蚣　1.5～3 克

(三十) 紫石英　紫贝齿

功用：镇惊安神，降血压。

主治：心神不安，肝阳上亢，惊悸失眠，多梦，头晕目胀。

按语：紫石英甘温，镇惊安神。紫贝齿咸平，清肝明目，镇惊安神，镇肝息风之力尤大，对肝热动风者，视为要药。两药配伍，相须为用，重镇安神，降低血压，效果增强。对心神不安，肝阳上亢诸症适宜。体虚胃弱者慎用。

常用量：

紫石英　15～30 克

紫贝齿　15～30 克

(三十一) 紫石英　白石英

功用：镇惊安神，温肺平逆，暖下助孕。

主治：心肺不足，冲气上逆，惊悸，怔忡，咳逆上气，心腹痛，子宫寒凉不孕，崩漏带下，阳虚头晕目眩。

按语：紫石英甘温入心肺血分，镇心安神而定惊，温肺下气，暖宫助孕，体重能达下焦，性缓而补，对血海虚寒者，用之最宜。白石英甘微温，入于气分，温润肺气，止咳宁嗽，治肺痿咳逆上气。两药配伍，气血并调，镇惊安神，镇冲气，暖下元而助孕。

常用量：

紫石英　30 克

白石英　30 克

(三十二) 珍珠母　磁朱丸

功用：滋肾明目，镇心安神。

主治：肝肾不足，肝阳上亢，头晕目花，瞳孔散大，视物不明，耳聋，耳鸣，失眠。

按语：珍珠母潜阳平肝，宁心安神，祛翳明目，偏治阴虚阳扰，心经有热之失眠。磁朱丸由磁石、朱砂、六神曲所组成，具有纳浮阳，镇心，明目之效。两药配伍，滋肾潜阳，明目安神，治阴虚阳旺之头晕、目花、失眠诸症。不过，在应用时还需要加用养阴生津之品。临床还可用治白内障、青光眼诸症。

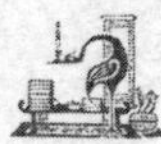

常用量：

珍珠母　15～30 克

磁朱丸　15～30 克

(三十三) 茺蔚子　夏枯草

功用：清热活血，平降肝阳。

主治：肝热上逆，肝阳上亢之头痛、头晕。

按语：茺蔚子即三角胡麻，活血调经，凉肝明目，行中有补，既升又降。夏枯草平肝解郁，清热散结，也有降低血压的作用。两药配伍，清热活血，平降肝阳，清疏并行。

常用量：

茺蔚子　10 克

夏枯草　10 克

(三十四) 龙骨　牡蛎

功用：平肝潜阳，镇惊安神，敛阴收涩。

主治：心神不宁，惊悸，健忘，失眠，虚汗遗精，久痢久泻，崩漏，白带，及虚阳上越之头昏目花，以及胁下胀疼，咳血吐血久不愈者。

按语：龙骨甘涩平，能镇惊安神，偏于入肝。牡蛎咸涩寒，重镇安神，平肝潜阳，软坚散结，制酸止痛。且固下窍，偏于入肾，清热存阴止泻。相须为用，生用重镇，益阴潜阳，煅用收敛固涩，并能制酸。用治心神浮越之惊悸，失眠及虚弱滑脱之下元不固诸症有效。生用宜先煎。如安神可用龙齿代龙骨用，效果更佳。

常用量：

龙骨　15～30 克

牡蛎　15～30 克

(三十五) 生牡蛎　生葛根

功用：生津通络，重镇潜阳，降血压。

主治：阴虚阳亢，头晕目眩，心悸怔忡，烦闷失眠，舌质暗而少津。

按语：生牡蛎咸寒，平肝潜阳，重镇安神，降血压。生葛根甘辛平，解肌退热，生津止渴，善活血脉，扩张血管而降压。两药配伍，生津通络，重镇潜阳，能降血压。

常用量：

生牡蛎　30 克

生葛根　10～15 克

(三十六) 磁朱丸　北秫米

功用：和胃镇惊安神。

主治：胃气不和，浮阳上扰之头晕，失眠，脘闷不舒，食欲不振。

按语：磁朱丸功能摄纳浮阳，镇心安神。配北秫米之和胃安眠，用治"胃不和则卧不安"之症更效。不过，磁朱丸终究属金石之品，对胃病患者不可久服。

常用量：

磁朱丸　15 克

北秫米　15 克

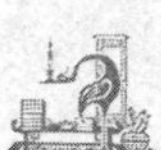

(三十七) 灵磁石　紫石英

功用：纳肾平肝，安神降压。

主治：肾气不足，肝阳上逆之头晕，耳鸣，失眠，多梦。

按语：灵磁石重镇安神，潜阳纳气，前人曾云本品能坠炎上之火以定志，也治肝火上逆而上扰心神之心神不安。尤其善治耳鸣。再配紫石英镇心安神而定惊，则纳肾平肝，安神降压之作用更为明显。体虚胃弱者应慎用。

常用量：

灵磁石　15～30 克

紫石英　15～30 克

(三十八) 灵磁石　石菖蒲

功用：益肾平肝，聪耳明目。

主治：阴虚阳亢，头晕头痛，心悸，烦躁，失眠，或阴虚火炎之耳鸣、耳聋、目花。

按语：灵磁石益肾养肝，聪耳明目，平肝潜阳，重镇安神，以入肾为主。石菖蒲芳香化浊，行气开窍，以入心为主。两药合用，交通心肾，一镇一开，益肾平肝，聪耳明目，开窍效果明显。肝肾阴虚者仍要配合六味地黄丸等以培本。

常用量：

灵磁石　15～30 克

石菖蒲　6～10 克

(三十九) 青龙齿　紫贝齿

功用：镇肝潜阳，安神定志。

主治：阴不敛阳，虚阳上扰之睡眠困难，心神不稳，头晕头痛，目眩。

按语：青龙齿质重味涩，重以去怯，涩可收敛，能安神

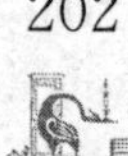

镇惊，紫贝齿镇惊安神，又能潜阳。两药均入肝经，镇肝潜阳，安神定志，降低血压。一般非重症者，很少应用。

常用量：

青龙齿　15 克

紫贝齿　15 克

(四十) 石决明　紫石英

功用：镇肝潜阳。

主治：肝阳上逆所致头晕，头胀，头痛，目眩，脉弦。

按语：石决明平肝潜阳，清肝明目，偏治肝阳上扰，生用下降力强，清肝火力大，煅用则潜降力缓，以除热退蒸，去翳明目力强，又具收敛止血作用。紫石英温营血，镇冲气，定惊悸。两药合用，一入气分，一入血分，功能镇肝潜阳，平肝降压，加强重镇作用。

常用量：

石决明　15～30 克

紫石英　15～30 克

(四十一) 紫石英　生铁落

功用：镇肝安神，降血压。

主治：肝阳冲逆，头晕胀痛，惊悸怔忡，失眠。

按语：紫石英入血分，温营血，镇冲气，能引血下行，生铁落本出于铁，体重而降，重坠降痰，并取“重可去怯，磁石铁粉之属”。两药配伍，镇肝安神，平降血压，血气并调。治肝阳冲逆症甚效。体虚者慎用。

常用量：

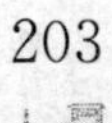

紫石英　15～30 克
生铁落　15～30 克

(四十二) 大枣　黑锡丹

功用:甘缓调中,纳气定喘。

主治:久病咳喘,肾不纳气之咳逆上气,面目浮肿,四肢不温,动则气喘汗出。

按语:大枣补中益气,滋液调营,养心安神,甘可缓中,调补脾胃。黑锡丹温肾阳,散阴寒,纳气定喘。治上盛下虚之证。配用大枣是防止黑锡丹对胃的刺激作用。总之,黑锡丹是暂用之剂而不是治本之剂,尤不能持续久服。

常用量:
大枣　3 枚
黑锡丹　3 克

(四十三) 朱砂　琥珀

功用:镇惊安神。

主治:心肝蕴热,心神不安,失眠多梦。

按语:朱砂又名辰砂、丹砂。色赤入心,重镇安神,凉血解毒。琥珀甘平,入心、肝二经,镇惊安神,活血化瘀,利水通淋。两药合用,镇惊安神力强。朱砂有毒,故不宜久服。

常用量:
朱砂　0.5 克
琥珀　0.5 克(临睡时,白开水送下)

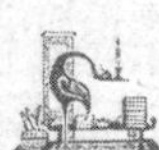

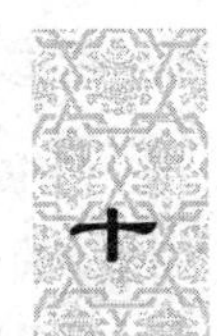

十

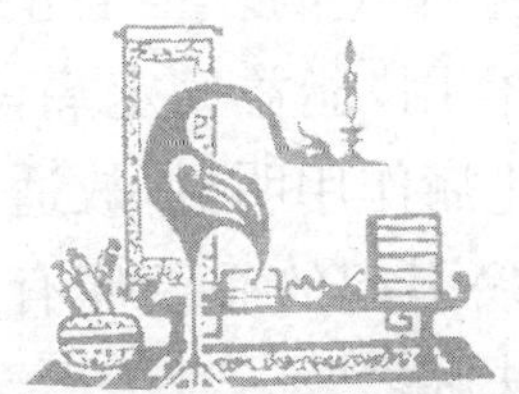

补益气血阴阳

(一) 人参　附子

功用:大补元气,回阳固脱。

主治:正气大虚,阳气暴脱,手足逆冷,上气喘急,汗出如珠,脉微。

按语:人参大补元气,强心救脱。附子温中回阳,振衰起废。参、附同用,能呈较强的回阳救脱功效。若无阳虚证象,可单独应用人参。若兼阴虚血热证象的心力衰竭,可用人参、犀角(现用水牛角代)。虽然同属强心救脱,而有脱阴脱阳的不同。

常用量:

人参　3～10 克

附子　3～10 克

(二) 人参　三七

功用:益气止血,扶元固脱。

主治:虚劳咳嗽,久久不止,各种出血不止,汗出欲脱，心绞痛。

按语：人参大补元气，补肺益脾，生津止渴。三七止血祛瘀，消肿止疼，为血家要药，两药合用，能益气定痛，扶元固脱，止血化瘀。由于三七化瘀止痛作用明显，故适用于气滞血瘀诸痛，配人参治气虚血瘀引起的心绞痛有效，血瘀甚者尚可再加丹参以助活血祛瘀之效。

常用量：

人参　10 克(另煎服)

三七　6 克(冲服)

(三) 人参　蛤蚧

功用：益气定喘。

主治：久病肺肾两虚，上气喘满，面目浮肿，失音。

按语：人参大补元气，益气生津，健脾补肺。蛤蚧咸平入肺肾，补肺气，益精血，定喘止嗽。人参辅助蛤蚧补肺气，益脾气，使脾气健运，则诸症渐退。

常用量：

人参　3～10 克

蛤蚧　3～9 克

(四) 黄芪　党参

功用：补脾益气。

主治：久病虚损劳怯，中气不足，气虚衰弱，内脏下垂。脾胃两虚，消化不良，肌肉消瘦，食少便溏，肢倦乏力。

按语：黄芪甘温补气，既能升补脾气，又能固表止汗。

党参甘平补气，能健脾补气。一偏补卫气，一偏补中气。黄芪益气行水，党参又能生津。两药合用，补气作用加强，既补中又固表，可治气虚诸证。

常用量：

黄芪　10～15 克

党参　10～15 克

(五) 黄芪　山药

功用：补脾益阴，敛精固涩。

主治：消渴，浮肿。

按语：黄芪甘温，固表益卫，补中益气，升提中焦清气，补气生血，利水消肿。山药平补脾胃，益肺气养肺阴，强肾固精。黄芪偏补脾阳，山药偏补脾阴。两药配用，补脾之阴阳，对肾炎水肿、糖尿病有效。并对消除尿中蛋白、降低尿糖有一定帮助。

常用量：

黄芪　15～30 克

山药　10～15 克

(六) 黄芪　附子

功用：温固卫气。

主治：卫阳不足，汗出肢冷，舌淡苔白，脉细弱。

按语：黄芪益气固表，附子温中回阳，振衰起废。芪附同用，能呈较强的补气助阳、固表止汗作用，治阳虚自汗不止、肢冷者。如汗出较多，尚可加浮小麦、白术、麻黄根、煅牡蛎等，以增强止汗作用。

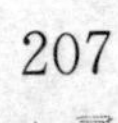

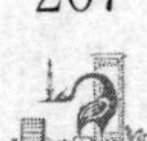

常用量：

黄芪 10～30克

附子 10克

(七) 黄芪 防风

功用：固表止汗。

主治：表虚自汗，四肢酸楚，易感冒者。

按语：黄芪甘温，补益中气，固表止汗。防风为风药中之润剂，善祛周身之风邪。两药相配，一补一散，防风引黄芪达表而御风邪，黄芪得防风而无留邪之弊，防风得黄芪不致发散太过，补中寓散，补散兼施。治中气虚弱，卫表不固，表虚自汗，经常感冒及荨麻疹等。此外，也有把黄芪、防风，再加白术作"玉屏风散"服用的。

常用量：

黄芪 10～15克

防风 10克

(八) 党参 茯苓

功用：益气健脾。

主治：脾胃气虚不足之症。

按语：《内经》说："虚则补之"，脾虚气弱之证，法当补气健脾，恢复中焦的健运。党参补气健脾，偏于补中，配甘淡之茯苓，不仅助党参补脾，且渗湿作用又照顾到了脾喜燥恶湿的生理特点。通过茯苓的甘淡渗湿，使党参更能发挥补益脾气的作用。

常用量：

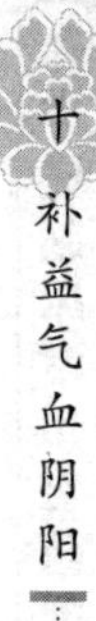

党参　10克

茯苓　10克

(九) 党参　花粉

功用:益气生津。

主治:气阴两伤,久咳气喘。

按语:党参补气健脾,花粉甘寒生津,能止渴除烦。两药配合,益气生津,"培土生金",不燥不热。用治气阴两伤,唇干口渴,心烦,舌红少津诸症为宜。

常用量:

党参　10克

花粉　12克

(十) 党参　丹参

功用:养心和血。

主治:气虚血热,心烦不寐,心悸,气短。

按语:党参补气健脾,益气补血。丹参凉血安神,补血活血。两药合用,补气养血,气血同调,既补气又凉血。治气虚血热,气短,心悸,胁痛,心烦不寐等证。

常用量:

党参　10克

丹参　10克

(十一) 茯苓　白术

功用:渗湿健脾。

主治:脾虚停湿夹饮,痞满不食,头晕目眩,小便不

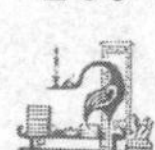

利，水肿。

按语：白术甘温，健脾燥湿，益气生血，偏于守中。茯苓甘淡渗湿，健脾止泻。两药配用，守中有通，白术促进脾胃运化水湿，茯苓使水湿从小便而去，相须为用，相得益彰。

常用量：

茯苓　10克

白术　10克

(十二) 土炒白术　炙甘草

功用：健脾和中。

主治：脾胃不和吐泻。

按语：白术苦温燥湿，能补脾阳，健运脾气。因脾司运化，喜燥而恶湿，得阳始运，气升则健。取土炒白术则更能补脾止泻。炙甘草补气和中。前者偏于健脾，后者偏于益气。两药合用，健脾和中，调补“后天之本”。使中阳复健，则吐泻自止。

常用量：

土炒白术　10克

炙甘草　10克

(十三) 生甘草　炙甘草

功用：补中益气，泻火解毒。

主治：体虚咽痛，咳嗽喘急，疮疡肿痛。

按语：甘草味甘性平，和中解毒，通行十二经，取其性缓，缓可去急迫，同热药用之缓其热，同寒药用之缓其寒，

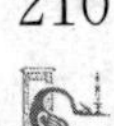

使补药不至于骤补，使泻药不至于迅下，有调和相协之义，故又号称“国老”。生用凉而泻火，炙用温而补中。两药合用，补中寓泻，对虚实参半之症用之适合。

常用量：

生甘草　10克

炙甘草　10克

（十四）炙草　大枣

功用：安中和脾。

主治：脾胃不和之腹痛，泄泻，心悸，紫癜。

按语：炙草补中益气，甘缓和中，能缓急迫。大枣补脾和胃，善滋阴液，除烦安神。两药合用，安中和脾，气血同调。治脾胃不和腹痛，泄泻，过敏性紫癜等。另外，还可治情志抑郁或思虑过度，心脾受损，脏阴不足而致的脏躁（无故悲伤，精神失常，坐卧不安，心烦不寐），多与小麦合用。深合“肝苦急，急食甘以缓之”之意。

常用量：

炙草　10克

大枣　3～5枚

（十五）焦白术　焦苡米

功用：健脾渗湿。

主治：脾虚泄泻。

按语：焦白术燥性有所减弱，功能健脾补气。焦苡米健脾除湿。白术偏于燥湿以健脾，苡米偏于渗湿以燥脾。两药合用，燥利结合，则湿去脾健，泄泻自止。

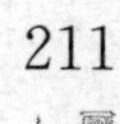
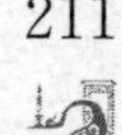

常用量：

焦白术　10克

焦苡米　10克

（十六）土炒白术　炒稻芽

功用：健脾调中。

主治：脾虚夹滞之吐泻。

按语：土炒白术偏于补健脾胃而止泄泻。炒稻芽消食调中，健脾开胃。两药合用，健脾调中，治脾胃虚弱，略兼食滞之纳谷不香、吐泻脘闷诸症。

常用量：

土炒白术　10克

炒稻芽　30克

（十七）白术　附子

功用：温补中气。

主治：寒湿相搏，身体疼痛，阳虚寒湿内阻，腹胀便溏。

按语：白术健脾燥湿，附子温壮真阳，术附同用，有温阳除湿作用，用治寒湿相搏，身体疼痛，腰重痛且冷，小便自利。加甘草，可治风虚头眩、头重、自汗等症。

常用量：

白术　10克

附子　10克

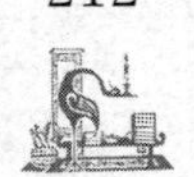

（十八）土炒白术　土炒山药

功用：补益脾胃。

主治：脾胃虚弱，食少便溏，身体瘦弱，白带。

按语：白术土炒能补脾胃而止泄泻，白术偏补脾之阳气，燥湿健脾，益气生血之力大于山药。山药土炒能补脾胃，益肺气，治带下，偏于补脾之阴（生用），补肾强精之力大于白术。两药合用，加强健脾益肾之力，能治脾虚久泄之症。

常用量：

土炒白术　10 克

土炒山药　10～15 克

（十九）山药　茯苓

功用：补脾安中。

主治：脾虚胃弱，腹泻，或咳嗽痰多。

按语：山药补脾强阴，茯苓渗湿降浊，浊湿得降，脾胃得健，则泄泻可止。也治肺虚气弱久咳不止，有“补土生金”之妙。对阴虚兼湿之症最为适用。山药补脾而不伤阴，茯苓渗湿而不敛邪。两药配用补渗兼施，相得益彰。

常用量：

山药　10～15 克

茯苓　10 克

（二十）炒山药　女贞子

功用：健脾益肾。

主治：脾肾阴虚。

按语：炒山药能健脾止泻，偏于补脾肾而固涩，有补脾而不妨于肾的优点。女贞子养阴益精，平补肝肾，性质

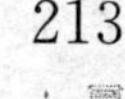

平和,有补阴而不腻滞的长处。两药合用,健脾益肾,不燥不热,寒温适宜,适于久服。可治脾肾阴虚,头晕耳鸣,食少便溏,腰膝酸痛等症。

常用量:

炒山药　10～15 克

女贞子　10 克

(二十一) 山药　莲子　扁豆

功用:补脾止泻。

主治:脾虚泄泻,形体消瘦,肢倦乏力,脉象虚弱。

按语:山药甘平,补脾胃之阴,强肾固精而止带泻。莲子甘涩平,养心健脾,补肾固涩,能厚肠胃止泄泻。扁豆甘温,祛暑和中,扶脾止泻,补而不腻,温能化湿。三药合用,使脾得健运则泄泻可止,此为病后常用之轻补药。对于慢性久泻,营养不良,妇女白带属脾虚湿气下陷者均可应用。

常用量:

山药　10～15 克

莲子　10 克

扁豆　10 克

(二十二) 山药　牛蒡子

功用:补肾健脾,止咳祛痰。

主治:脾虚肺弱,久咳吐痰,喉中痰鸣,胸膈闷胀,但咳不甚,肢倦乏力。

按语:山药滋阴健脾,补肺固肾,性质和平。牛蒡子体滑气香，能疏散风热，祛痰止咳，与山药并用，能止咳祛痰，补肾健脾以成安肺之功。一补一疏，疏补兼行。

常用量：

山药　10～15 克

牛蒡子　10 克

(二十三) 山药　芡实

功用：健脾益肾。

主治：脾肾两虚，妇女白带，腹泻不止。

按语：山药性平不燥，作用和缓，平补脾肾，尤以补脾气而益胃阴为特长。芡实益肾而长于收涩，能固下元，扶脾以止泻，固涩而止带。两药合用，健脾益肾，治体虚白带，或脾虚久泻。

常用量：

山药　10～15 克

芡实　12 克

(二十四) 芡实　莲子

功用：健脾止泻，补肾固精。

主治：脾虚泄泻，妇女白带，肾虚遗精，小便频数，失禁。

按语：芡实甘平，益肾固精摄尿，扶脾止泻，固涩止带，偏于补肾涩精，本品虽生水中，而淡渗甘香，则不至助湿，质黏味涩，而又体滑滋润，则不至于燥，相反而相成。莲子甘涩，益肾固涩，健脾止泻，养心宁神，而偏于养心健脾。两药均为甘平固涩之品，配用则健脾止泻，补肾固精

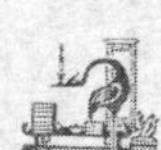

止带力强。适用于脾肾两虚之久泻，白带过多及肾虚精关不固之遗精。

常用量：

芡实　12 克

莲子　12 克

(二十五) 苍术　白术

功用：健脾燥湿。

主治：脾胃不健，湿郁脾胃，食欲不振，消化不良，呕恶脘腹胀闷，泄泻。

按语：苍术、白术均能健脾燥湿。但苍术芳香苦温，性燥烈，能升阳散郁，祛风燥湿，升散之力优于白术，而健脾、补气补血之力则不如白术。苍术偏于运脾，主治湿盛的实证；白术偏于健脾，主治脾湿虚证。临证遇湿郁脾虚者需二术俱用，既运且健，祛邪扶正则诸证自除。

常用量：

苍术　10 克

白术　10 克

(二十六) 苍术　黑芝麻

功用：健脾润燥。

主治：噎膈脘痞。

按语：苍术辛烈温燥，燥湿健脾。黑芝麻甘平，补肝肾，润五脏。两药合用，一燥一润，健脾润燥，能抵消苍术之副作用，治噎膈脘痞兼脾虚苔薄腻者。

常用量：

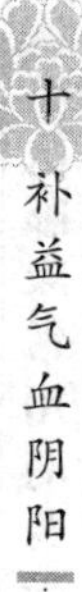

苍术　10 克

黑芝麻　10 克

(二十七) 扁豆衣　焦苡米

功用:健脾止泻,祛暑渗湿。

主治:暑湿脾虚泄泻。

按语:扁豆衣清暑热,利湿之力优于扁豆,但健脾扶正之力则大不如白扁豆,应根据暑湿脾虚不同的情况,分别选用。扁豆衣偏于消暑除湿以健脾;焦苡米偏于淡渗利湿以健脾。因后者味淡力缓,病重者常须重用至 30 克并久服之。两药配用,祛暑健脾而止泄泻,属于清轻补品。

常用量:

扁豆衣　10 克

焦苡米　10 克

(二十八) 白扁豆　香稻芽

功用:健脾开胃。

主治:脾虚胃呆,食欲不振。

按语:白扁豆健脾养胃,除湿止泻。本品补而不腻,化湿不燥,对脾胃虚弱或大病之后,能调养正气而无饱闷壅中之弊。香稻芽开胃进食,消导和中。两药合用,健脾开胃,脾胃开则中土健运,饮食如常。

常用量:

白扁豆　10 克

香稻芽　30 克

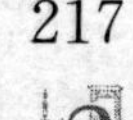

（二十九）当归　白芍

功用：养血理血。

主治：心肝血虚之心悸不宁，头晕耳鸣，筋脉挛急，痢疾腹痛，妇女月经不调等。

按语：当归甘辛温，补血活血，调经止痛，为血中气药，长于动而活血。白芍苦酸微寒，养血敛阴，柔肝止痛，为血中阴药，善于静而敛阴。一动一静，相配有养血理血之效。治心肝血虚血瘀之证，均可加减应用。

常用量：

当归　10克

白芍　10～15克

（三十）黄芪　当归

功用：补气生血。

主治：贫血，妇女经期，产后，或疮疡溃后，血虚发热头痛，及产后无乳。

按语：古人云："有形之血不能速生，无形之气所当急固"。故用黄芪补脾肺之气，以益气生血之源，并能固表，剂量要五倍于补血和营的当归。两药配用，阳生阴长，益气生血，以补气为主，补血为次，气血双补。临床可用治失血后衰弱患者及血虚气弱，气不摄血之紫癜、鼻衄、便血等。

常用量：

黄芪　20～30克

当归　6克

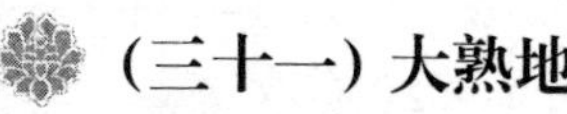

(三十一) 大熟地　全当归

功用：滋阴养血，益肾平喘。

主治：肾虚血亏及久喘久咳。

按语：血海亏损，元海无根，肝肾两亏，每见气短似喘，呼吸促急，提不能升，咽不能降，气道噎塞，势危者，诊其脉必微细无神。景岳云："阴虚而神散者，非熟地之守，不足以聚之"。故用熟地甘温填精补血，以培补下元而定喘祛痰。当归养血和血，能理血中气，同补药则补。《本经》言治"胸中咳逆上气"。肾虚喘咳为阴虚肾不纳气所致，用归、地补阴以配阳，使血和气降而诸症自痊。

常用量：

大熟地　15 克

全当归　10 克

(三十二) 熟地　白芍

功用：养阴益血。

主治：阴血亏虚诸症。

按语：熟地、白芍均能养血补血，同属静药。但熟地补血以入肾生精填髓为主，白芍补血以入肝养阴柔肝为主。熟地甘温，白芍酸寒，两药合用，肝肾并补，滋水涵木，充分体现"乙癸同源"之说。

常用量：

熟地　10～15 克

白芍　10～15 克

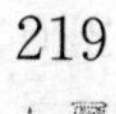

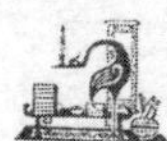

(三十三) 熟地　砂仁

功用：补血开胃。

主治：血少、肾精亏损，胃气不和。

按语：熟地补血生精，滋肾养肝，本品久服易腻膈，宜用砂仁拌(或佐用少许砂仁)。砂仁行气调中，醒脾开胃，又助消化，并能引气归肾，兼有温肾安胎作用。"砂仁拌熟地"既免除熟地滋腻碍胃之弊，又可引熟地归肾，此谓一举两得。如无砂仁，可用壳砂。

常用量：

熟地　15～30 克

砂仁　3～6 克

(三十四) 熟地　细辛

功用：补真阴，填骨髓。

主治：熟地偏于滋补肾阴而守内，与细辛相配，可去细辛燥烈升散之性。细辛善于辛通散邪而止痛，配熟地使熟地不腻膈。两药合用，通补兼施，有补真阴，填骨髓，止痛之效。可用治肾虚腰痛。若用生地取代熟地，可治风热头痛、牙痛。

常用量：

熟地　15 克

细辛　3 克

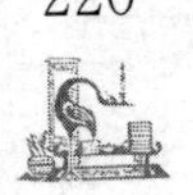

(三十五) 熟地　麻黄

功用：和阳散结，益肾平喘。

主治：寒湿阻碍之阴疽，贴骨疽，流注及肾虚寒饮喘咳。妇女经期哮喘。

按语：熟地滋阴补肾，佐麻黄之宣通，则补而不滞。麻黄宣气通络，开发腠理，内可深入积痰凝血，引邪外出，虽辛散，得熟地则宣发而不伤正，温阳而不偏亢，相辅相成，相得益彰。临床应用熟地多而麻黄少，补多散少，能使经络气血得以通畅。临床用治关节疼痛，肢端动脉痉挛病，闭塞性脉管炎等症，确有一定疗效。

常用量：

熟地　30 克

麻黄　1.5～6 克

(三十六) 油当归　肉苁蓉

功用：滋液通便。

主治：血虚肠中津液不足，无力传送大便，大便秘结。

按语：油当归质润多油，养血润肠通便，肉苁蓉质地油润，温而不燥，补而不峻，大量应用有滋肠通便之功。两药配伍，“增水行舟”，养血滋液通便力强，可用于年老、体弱、产后失血，久病津亏、因血虚肠燥而大便秘结者。如无肉苁蓉可用锁阳代替，用量同于肉苁蓉。

常用量：

油当归　10～15 克

肉苁蓉　15～30 克

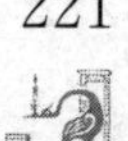

(三十七) 鹿角胶　陈阿胶

功用：益精补血。

主治:精血不足,面色无华,虚损劳咳,吐血,崩漏,舌红,脉沉细。

按语:鹿角胶甘平,善于温补下元,补肾中之阳,通督脉之血,补血止血,用于虚寒性的崩漏及小儿发育不良,阳痿、阴疽内陷诸症。陈阿胶甘平,补血滋阴,润肺止血。阿胶滋阴补血多生用(烊化服);润肺化痰,可用蛤粉炒,止血,可用蒲黄炒。两胶合用,益精补血,用于精血不足证。近代多用治各种贫血。

常用量:

鹿角胶　10 克

陈阿胶　10 克

(三十八) 龟板胶　鹿角胶

功用:阴阳双补。

主治:精血不足之症。

按语:龟板胶甘咸平,滋阴补血之力大于龟板,并有止血作用,本品能收孤阳之汗,安欲脱之阴。鹿角胶甘平微温,温补下元,补肾中之阳,通督脉之血,生精髓,止血崩。两药合用,阴阳俱补,大补精髓。一般需烊化服用。治疗崩漏带下,虚性出血及阴疽内陷诸症。若加枸杞子、人参则名龟鹿二仙胶。

常用量:

龟板胶　10～15 克

鹿角胶　10～15 克

(三十九) 冬桑叶　黑芝麻

功用:清肝、明目养血。

主治:肝阴不足,眼目昏花,须发早白。

按语:桑叶苦甘寒,轻清发散,疏散风热,清肝明目,黑芝麻甘平色黑,质润多质,补肝益肾,滋脏腑填精髓,润肠通便。两药合用,补散兼施,清上滋下,滋阴祛风,明目;乌须发。精髓充则目明风息。

常用量:

冬桑叶　10 克

黑芝麻　10 克

(四十) 南沙参　北沙参

功用:润肺止咳,养阴生津。

主治:肺虚有热,咳嗽不已,或热性病伤津口渴,舌红少苔。

按语:南沙参体较轻,质松,性味苦寒,清肺火而益肺阴,偏于祛痰,治风热感冒而肺燥热者。北沙参体重质坚,性味甘凉,养阴润肺,生津益胃,偏于养阴,治气阴两虚,干咳少痰,咽喉干痒者。两药配用,润肺止咳,滋阴祛痰,属清补之品,对肺胃阴伤而痰多有热者最宜选用。

常用量:

南沙参　10 克

北沙参　10 克

(四十一) 沙参　麦冬

功用:清养肺胃。

主治:燥伤肺胃阴分,咽干,津少,心烦口渴,干咳痰少或咯血。

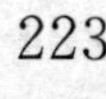

按语:沙参补五脏之阴,尤以补肺胃之阴为明显。麦冬润肺清心,益胃生津。两药配合,甘寒救液,清养肺胃,主治燥伤肺胃阴分,舌红苔薄干有效。

常用量:

沙参　10 克

麦冬　10 克

(四十二) 沙参　党参

功用:补气生津,健脾益胃。

主治:脾气不足,胃阴又伤之倦怠食少,口渴唇干,久泻等症。

按语:沙参甘微寒,润肺止咳,养胃生津。主治肺虚有热,干咳少痰,或胃阴耗伤,津少口渴等症。党参甘平微温,补中益气,健脾胃。主治气虚脾弱,倦怠食少,面浮气喘,久泻脱肛,内脏下垂诸症。如单用党参恐其燥而伤津,独用沙参又恐寒润伤阳。两药配用,寒温适宜,既健脾补气,又益胃生津,用治气阴两虚之症。

常用量:

沙参　10 克

党参　10 克

(四十三) 天冬　麦冬

功用:养阴清热,润燥止咳。

主治:阴虚发热,津枯口渴,咽干燥咳,心烦不安,气逆甚则咳血。

按语:天冬甘苦大寒,偏于清热降火,滋肾阴,降肾火。麦冬甘苦微寒，偏于润肺清心，养胃阴，止烦渴。两药合用，滋阴清热，润肺止咳，金水相生。对阴虚火旺之燥咳，痰中带血，烦热消渴者，用之有效。

常用量：

天冬　10 克

麦冬　10 克

(四十四) 麦冬　五味子

功用：养阴敛汗。

主治：阴虚汗多，心悸，肺虚久咳，少痰或痰黏不爽。

按语：麦冬甘苦微寒，滋燥泽枯，养阴生津，清心除烦。五味子酸温，敛肺滋肾，生津敛汗，能收敛耗散之气。两药合用，酸甘化阴，守阴所以留阳，阳留汗自止。阴充汗敛，则诸症可解。

常用量：

麦冬　10 克

五味子　10 克

(四十五) 百合　乌药

功用：益气调中。

主治：虚实并见，寒热夹杂之久久难愈胃痛。

按语：百合味甘而不腻，性寒而不窜，补中益气，和合百脉，因肺为百脉之宗，服之令心气欢和，安神益胆，调养五脏，补脾清肺，使邪热去而脾胃安。乌药善于顺气降逆，散寒止痛，能上入肺脾，疏畅胸腹的气滞。两药合用，寒热并施，益气调中。一般百合多用至 30 克。

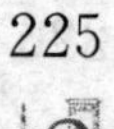

常用量：

百合　10～30 克

乌药　10 克

(四十六) 石斛　花粉

功用：养阴生津。

主治：胃热津亏，消渴，虚热舌绛少津。

按语：石斛能清肾中浮火而摄元气，除胃中虚热而止烦渴，清中有补，补中有清。天花粉甘凉益胃又能生津，对胃有益。石斛滋肾阴，明目的作用大于天花粉，花粉清火，养胃阴的作用大于石斛。两药合用，偏于入胃，养阴生津止渴作用加强。属于清补之品。

常用量：

石斛　10～15 克

花粉　12 克

(四十七) 乌梅　甘草

功用：生津止渴。

主治：虚热消渴，久咳，久痢。

按语：乌梅味酸涩，生津止渴，配甘草之甘，酸甘化阴，更能滋阴生津。乌梅酸涩收敛，故可收敛肺气，配甘草润肺祛痰，能治久咳肺气浮散之症。此外，乌梅也能酸涩固肠，配甘草之补脾缓急可治脾虚久泻，大肠滑泻不止，甚至脱肛不收。

常用量：

乌梅　10～15 克

甘草　6克

(四十八)乌梅　木瓜

功用:养阴开胃,生津止渴。

主治:胃阴不足,消化无力,食欲不振,口干少津,舌红,脉细。

按语:乌梅味酸,生津止渴。木瓜酸温,和胃消食止渴。两药合用,酸味加强,生津养阴,开胃助消化,能治胃阴不足,消化无力,食欲不振,口干欲饮,舌红无苔等症。

常用量:

乌梅　10克

木瓜　12克

(四十九)干生地　鲜生地

功用:养阴生津,清热凉血。

主治:水亏火旺,吐血,热性病,邪入营血,津少热盛,阴虚发热不退。

按语:生地清热凉血,滋阴生血。干者偏于滋阴养血,鲜者偏于清热凉血。故凡急性热病,邪热入营血,舌绛口渴,有失血或血热炽盛之症,以用鲜者为好;慢性阴虚血少,心烦内热,及月经不调之症,以用干者为宜。阴虚热炽者则干鲜同用,清热滋阴并重。

常用量:

干生地　15～30克

鲜生地　15～30克

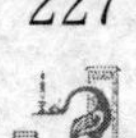

（五十）细生地　京元参

功用：养阴增液，清热凉血。

主治：热结阴亏，燥屎不行，热入营血，身热斑疹，舌红，吐衄。

按语：细生地轻而不重，凉而不温，补而不腻，兼能走络，凉血滋阴。元参养阴降火，解毒软坚。生地甘寒，补阴，偏于滋阴降火，适用于血热之火。元参咸寒滋阴，偏于滋阴降火，适用于阴虚上浮之火。两药合用，用量加大至 30 克，养阴增液，“增水行舟”，以润燥通便。寓泻于补，以补药之体作泻药之用，既可攻实，又可防虚，用于虚中夹实证为宜。

常用量：

细生地　15～30 克

京元参　15～30 克

（五十一）鲜生地　鲜石斛

功用：清热凉血，养阴生津。

主治：热性病伤津化火生风，身热不退，斑疹透露，口干舌燥，烦渴欲饮，纳呆，舌红欠津无苔。

按语：鲜生地性大寒，凉血清热，但质润不腻，主用于温热时疫，血中火毒热炽而狂热谵语，口不渴，舌红绛无苔者。鲜石斛清热生津，养阴止渴力佳，也用于温热病之津伤者。两药合用，清热凉血，养阴生津，又同用鲜药，意在加强生津清热之功，适用于温热病之中、后期，因高热而津受伤，口渴舌燥诸症。

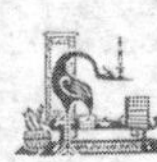

常用量：

鲜生地　30 克

鲜石斛　30 克

(五十二) 大生地　沙蒺藜

功用：补肾育阴。

主治：肝肾两虚，头晕眼花，腰脊疼痛。

按语：生地滋阴补肾而养血。沙蒺藜补肾益精，平补肝肾。两药配用，一滋一固，补肾育阴，治疗肝肾两虚之症有效。

常用量：

大生地　24～30 克

沙蒺藜　10～15 克

(五十三) 地骨皮　浮小麦

功用：养阴敛汗。

主治：地骨皮入血分、阴分，泻肺火，清虚热，偏治有汗的骨蒸劳热。“汗为心之液”，浮小麦去心经虚热而止汗。两药配用，心肾并补，养阴敛汗。对久病、大病之后，因津液精血消耗而致阴虚劳热，心烦盗汗，舌红干，脉细弦数者，均可选用。

常用量：

地骨皮　10 克

浮小麦　30 克

(五十四) 枸杞子　滁菊花

功用：滋肝肾，明眼目。

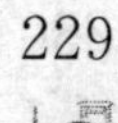

主治:肝肾不足,视物不清,头昏目花,头胀头痛,腰酸膝痛。

按语:枸杞子补肾益精,养肝明目,滋肝养血之功较强。滁菊花平肝祛风,养肝明目。两药合用,一滋一清,滋养肝肾,清热明目。治肝肾不足,眼目昏花。

常用量:

枸杞子　10 克

滁菊花　10 克

(五十五) 枸杞子　菟丝子

功用:滋补肝肾。

主治:肝肾不足,腰膝酸痛,阳痿,目昏。

按语:枸杞子甘平,柔润多液,滋肝肾,明眼目,兼能兴阳。菟丝子性柔润而平和,不温不燥,补而不腻,滋补肝肾,为平补之品。临床用于先兆流产、胎漏、习惯性流产,阳痿,肾虚不孕症,视力减退,蛋白尿等。

常用量:

枸杞子　10～15 克

菟丝子　10～15 克

(五十六) 旱莲草　女贞子

功用:滋补肝肾,凉血止血,乌须黑发。

主治:阴虚血热,身热失眠,头昏目眩,须发早白,腰酸腿软无力,衄血、咯血、吐血、尿血,月经先期,月经淋漓不断。

按语:旱莲草甘酸寒汁黑,入肾补精,能益下而荣上,强阴而黑发，凉血止血。女贞子甘苦平，补肾滋阴，养肝明目，性质平和，为清补之品。两药配伍，顺应阴阳，相须为用，滋阴力强，能育阴平肝，降血压。女贞子冬至日采，旱莲草夏至日收，二者配用，又名“二至丸”。

常用量：

旱莲草　15 克

女贞子　15～30 克

(五十七) 女贞子　黑芝麻

功用：滋养肝肾。

主治：肾亏肝旺，肝风上扰，头目眩晕，耳鸣口疮，须发早白。

按语：女贞子滋阴益肾，养肝明目。黑芝麻滋补肝肾，润燥滑肠。两药合用，滋养肝肾，用治津枯血燥，病后虚弱，肾亏肝旺，虚风头眩，须发早白。

常用量：

女贞子　15～30 克

黑芝麻　10 克

(五十八) 女贞子　料豆衣

功用：补养肝肾。

主治：阴虚肝旺，头晕目花，头痛头风。

按语：女贞子养阴益精，清补肝肾，除虚热，乌须发，聪耳目。本品性质平和，补阴而不腻滞，但滋阴力弱，适于久服。料豆衣也叫穞豆衣，能补肾阴而养血平肝，清虚热而止盗汗。两药合用，补养肝肾，用治肝肾阴虚或血虚

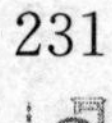
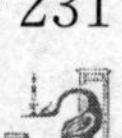

肝旺头晕目花、头痛头风、虚热、盗汗诸症。

常用量：

女贞子　10克

料豆衣　10克

(五十九) 龟板　鳖甲

功用：滋阴清热，潜阳散结。

主治：阴虚发热，骨蒸潮热，盗汗，热病后期，津枯阴竭，虚风内动，手足瘈疭，舌红少苔，阴虚阳亢，肝风上扰，头晕目眩，头胀头痛，耳鸣，肝脾肿大等。

按语：龟板甘咸平，偏于入肾通心，滋阴养血，清热潜阳，补益之力大于鳖甲。鳖甲咸微寒，偏于入肝，益阴退热，破瘀通络，散结之力大于龟板。龟板入血分，能补血止血，益肾健骨，又能开骨催产；鳖甲入阴分，善搜阴分热邪而清虚热，又能破瘀散结。两药合用，滋阴潜阳，清热散结，用治温热病高热经久不退，阴伤液耗，虚风内动，手足蠕动，舌干无津，午后低烧，夜间烦躁，或骨软骨弱，由于龟板能通任脉，和血络，故对妊娠高血压临产不下难产者最为适用，既能降压，也能开骨催生。

常用量：

龟板　10～15克

鳖甲　10～15克

(六十) 沙蒺藜　白蒺藜

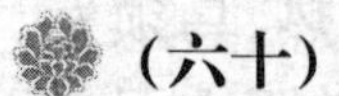

功用：平补肝肾，益肾固精，养肝明目。

主治：肝肾不足，肝风上扰，头昏目眩，视物不清，腰酸痛，遗精，小便淋涩，妇女带下。

按语：沙蒺藜也叫潼蒺藜，甘而性温，柔润而降，补肾而收涩，滋肝而明目，为平补阴阳之品。白蒺藜即刺蒺藜，辛苦温，性升而散，平肝开郁，祛风明目，无补益作用。前者善于补肾滋阴以治下，后者长于行气平肝以治上，两药合用，平补肝肾，治肝肾不足，肝风上扰，头目腰膝诸症。

常用量：

沙蒺藜　10 克

白蒺藜　10 克

(六十一) 附子　肉桂

功用：温肾回阳。

主治：肾阳不足，腰痛膝冷，脾阳不振，寒冷腹痛，肺寒喘咳。

按语：附子辛热药性刚燥，入气分，走而不守，上助心阳以通脉，中温脾阳以健运，下补肾阳以益火，能温全身之寒，通行十二经。肉桂甘辛热，归肝肾二经，入血分，守而不走，能引火归元，温营血，助气化，温肾壮阳，温经止痛。可用于气血寒滞之症，又能鼓舞气血，促使阳生阴长。两药合用，补阳益火，治肾阳不足，手足不温，腰腿冷痛，也能补命火以健脾土，治脾阳不健之症。

常用量：

附子　10 克

肉桂　10 克

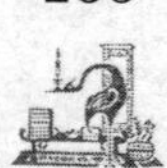

(六十二) 制附片　淡干姜

功用:回阳救逆,补火温中。

主治:中寒吐泻,腹痛,阳虚欲脱,四肢逆冷,脉微细无力。

按语:附子大辛大热,温里回阳力强,使心阳振奋,阳气能通达四肢,则肢冷脉微之症可除。干姜辛热温中散寒,使脾阳得温,则水谷得运,则下利清谷之症可愈,兼能温肺,治寒饮咳嗽。本品与附子同用,心脾兼顾,回阳力胜,所谓"附子无姜不热",两药相须为用,相得益彰。

常用量:

制附片　10 克

淡干姜　10 克

(六十三) 干姜　炙草

功用:温肺益阳。

主治:肺冷唾涎沫,不渴,遗尿,小便数。

按语:干姜辛温能走能守,温中回阳,温肺化痰,偏治里寒。配炙甘草,辛从甘化,能守中复阳。为"理中丸"之一半,回中焦阳气之轻剂。具有温肺益阳之功用。临床制成散剂可治胃寒痛,肺寒痰饮咳嗽,具有药少力专,便、廉、简等特点,深受群众欢迎。

常用量:

干姜　10 克

炙草　10 克

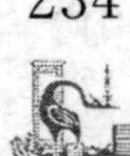

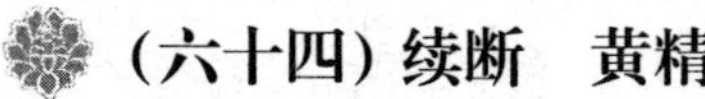

(六十四) 续断　黄精

功用：补益肝肾。

主治：肝肾不足，腰痛脚弱，诸虚百损。

按语：续断苦温，入肾经血分，补肝肾，续筋骨，通血脉，利关节，偏治腰膝关节不利，行动艰难。黄精甘平，补脾润肺，性质和平，善养胃阴，对多食易饥之人，服之可以耐饥饿。两药配伍，补益肝肾，助养筋骨，治肝肾不足之腰腿痛、筋骨酸软、五劳七伤诸症。

常用量：

续断　15 克

黄精　15 克

(六十五) 杜仲　续断

功用：补肝肾，壮筋骨，止崩漏，安胎元。

主治：肝肾两虚，腰膝酸痛，腿软无力，风湿痛，妇女崩漏，胎动不安。

按语：杜仲入气分，能补肝肾而强筋骨，又能固冲任安胎元。续断入血分，既能补益肝肾，治崩漏，又能通行血脉，续折伤。前者培补肝肾，直达下部筋骨气血，后者通调血脉，补筋骨，在于关节气血之间。两药合用，止血寓有行血，使补血止血而不留瘀，并能加强补肝肾治腰疼、胎动之效。杜仲尚有降血压作用。生杜仲用于补肝肾，强筋骨，炒杜仲用以止崩漏。

常用量：

杜仲　10～15 克

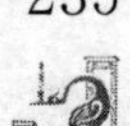

续断　10～15 克

（六十六）桑寄生　川续断

功用：补益肝肾。

主治：肝肾不足，血脉不利之腰膝酸痛，步履艰难，风湿肢体酸痛，崩漏或妊娠下血。

按语：桑寄生既能祛风湿而性不燥烈，具润筋通络之功，又可补肝肾而强筋骨，养血而安胎元，现知尚有降压及扩张冠状动脉之作用。川续断补肝肾，通血脉，利关节，安胎元。两药均为血分药，相须为用，固肾安胎之效加强。

常用量：

桑寄生　30 克

川续断　15 克

（六十七）女贞子　川续断

功用：补肾益精。

主治：妇女隐疾，性欲减退诸症。

按语：女贞子滋肾养肝，性质平和，作用较缓，可治经前期紧张症，更年期综合征等，属于虚损而有热象者。川续断补肝肾强腰膝，安胎止漏，治肾虚腰腿痛，妇女崩漏，带下，以及肾虚不能系胎之习惯性流产。两药合用，专走下焦，补肾益精，治性欲低下，阴道干涩诸症。

常用量：

女贞子　15～30 克

川续断　15 克

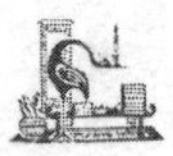

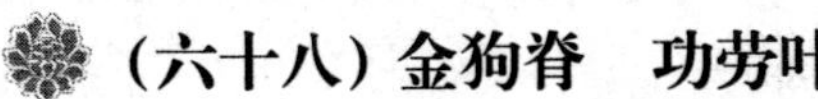

（六十八）金狗脊　功劳叶

功用：强腰膝，壮筋骨。

主治：肝肾两虚，头晕耳鸣，腰酸腿软无力，风湿腰背疼痛。

按语：金狗脊补肝肾而强筋骨，祛风湿而止痹痛，性温而补，又有温养固摄之效，对颈椎骨刺，脊椎关节炎、脊髓病、脊椎压缩性骨折后遗症等均可应用。功劳叶即十大功劳叶，养阴清热，补益肝肾。两药合用，补肝肾，壮筋骨，用治肝肾两虚之症，性质和平，不燥不热。

常用量：

金狗脊　15 克

功劳叶　10 克

（六十九）仙茅　仙灵脾

功用：补肾壮阳，祛风除湿，降血压。

主治：冲任不调，命门火衰，妇女更年期，月经不调，腰痛，筋骨拘挛，尿频，头痛头晕，健忘，泛恶，怕冷。

按语：仙茅辛热性猛，能补命门而壮阳，除寒湿而暖腰膝，治下元虚弱，阳衰精冷。仙灵脾即淫羊藿，补肝肾，壮筋骨，兴阳益精，祛风散湿，用治四肢麻木不仁有效。两药合用，补肾壮阳，降血压，治冲任不调，命门火衰之经闭、不孕症、更年期高血压、脊髓痨、脊髓炎等。

常用量：

仙茅　10 克

仙灵脾　10 克

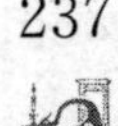

（七十）益智仁　补骨脂

功用：温肾补火。

主治：肾阳不足，五更泄，遗尿，尿频，腰膝冷痛。

按语：益智仁气味芳香，暖脾胃而和中，助肾阳而固下，又善温脾而摄涎唾。补骨脂苦辛大温，补命火而温脾阳，纳肾气而平喘，并可固肾精而缩尿。两药合用，温补脾肾，治肾阳不足之遗精、早泄、尿频、遗尿、虚冷泄泻等症。

常用量：

益智仁　10克

补骨脂　10克

（七十一）补骨脂　胡桃肉

功用：温肾纳气，止咳平喘。

主治：肾虚气逆之虚喘，腰腿酸痛，阳痿，小便频数，遗尿，健忘。

按语：补骨脂能补相火以通心火，暖丹田，壮元阳，温脾止泻。胡桃肉能通命门，利三焦，温肺润肠，补养气血。两药合用，温肾纳气，有"木火相生"之妙。使精气内充，血脉通调，则脾肾阳虚诸症自愈。

常用量：

补骨脂　10克

胡桃肉　10克

（七十二）血余炭　韭菜子

功用：补肝肾，止血，止痛，利尿。

主治：肾虚腰酸腰痛，小便尿血，白浊，女子带下，下肢浮肿。

按语：血余炭得血之余气，止血散瘀，利水补阴。在行瘀之中，存有益阴之妙。韭菜子辛甘温，温肾壮阳，固精缩尿。两药配伍，阴阳并补，补肝肾，温阳止血，止痛，治肾阳虚精血不固之腰酸腰痛、遗精尿血等症。

常用量：

血余炭　10 克

韭菜子　10 克

(七十三) 茯神木　鹿角霜

功用：健脑益智。

主治：用脑过度，精亏虚损，头脑鸣响，耳鸣，失眠健忘。

按语：茯神木平肝祛风，安神定惊。鹿角霜温补肝肾，滋养精血，补而不腻。两药合用，健脑益智，治用脑过度精血亏损之候。如遇须加强疗效者，可用鹿角镑代鹿角霜用，其温补之力较大。

常用量：

茯神木　10 克

鹿角霜　10 克

(七十四) 桂枝　甘草

功用：扶助心阳，补益营气。

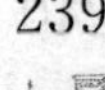

主治：心阳虚，心下悸喜按者。

按语：心阳素虚之人，或过汗之后，既伤心液，也伤胸阳。用桂枝助心阳之气，不用姜枣为佐，这是要使其阳上达，不使其外达。炙草为益阴生阳，补脾缓中之品。用甘草以益中焦之营气，因中焦能化生精微，产生营气。心阳既足，营血也充，则诸症自易解除。

常用量：

桂枝　10 克

甘草　10 克

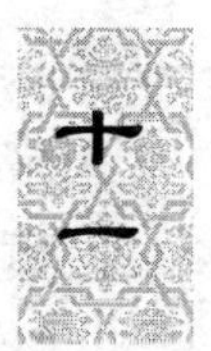

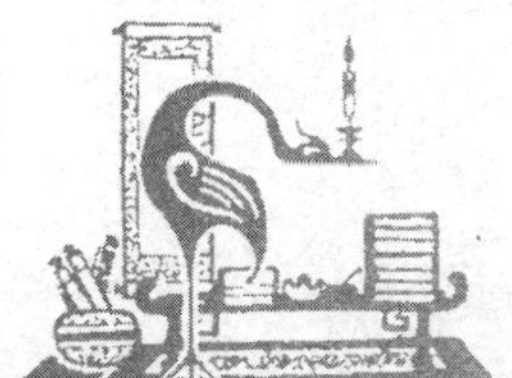

十一 固涩、治虫及其他

(一) 黄芪　浮小麦

功用:益气固表。

主治:卫表虚弱,自汗或兼盗汗。

按语:黄芪补气升阳,固表止汗。浮小麦养心益气,清热除烦以止汗。两药配伍,养心固卫以止汗,治心肺两虚之自汗、盗汗。

常用量:

黄芪　15克

浮小麦　30克

(二) 黄芪　牡蛎

功用:益气固表,敛阴止汗。

主治:气阴不足,自汗、盗汗,肢体倦怠。

按语:黄芪甘温,升阳益气,固表止汗。牡蛎咸涩平,收敛固涩,平肝潜阳。两药配伍,补涩互施,既益气固表实腠理,又收敛浮阳止汗出。如此则益气敛阴,固表止汗力强。

常用量：

黄芪　15 克

牡蛎　15 克

(三) 麻黄根　浮小麦

功用：益气养心，固表止汗。

主治：体虚阴亏，自汗、盗汗。

按语：麻黄根甘平入肺，善行肌表，固卫止汗。浮小麦甘凉入心，益气养心，除热止汗。两药合用，心肺同治，因“肺主皮毛”、“汗为心液”，养心敛液则汗可止，益气固卫使汗不易出。固卫养心，清热止汗效佳。

常用量：

麻黄根　10 克

浮小麦　30 克

(四) 益智仁　台乌药

功用：温肾缩便。

主治：下元虚寒，小便频数，失禁及小儿遗尿。

按语：肾与膀胱相表里，膀胱气化不足，不能约束水液则小便频数，治当一面温散肾与膀胱之寒，一面固肾以缩小便。益智仁辛温气香，补火生土，能补虚散寒而缩小便。乌药行散“膀胱肾间冷气”。两药合用，温肾缩便，使下焦寒去，肾与膀胱的功能恢复，则尿频、遗尿均除。临床可配合服用少量红酒以加强温肾缩便力量，提高疗效。

常用量：

益智仁　10 克

台乌药　10 克

（五）桑螵蛸　海螵蛸

功用：固精缩尿，止血止带。

主治：肾虚遗精早泄，小儿遗尿，小便频数，失禁，白带，崩漏。

按语：桑螵蛸甘咸平，入肾经血分，补肾固精，缩小便，本品需炒后使用，生用会导致泄泻。海螵蛸又名乌贼骨，咸涩微温，入肝肾血分及胃经，收涩止血，固精止带，并有通络活血、制酸止痛作用，久用易引起便秘，外用有收湿生肌作用。前者以固精缩尿为特长，具有补肾气作用；后者以止血制酸为特长，也能固涩止泻，然无补益作用。两药合用，固精缩尿。

常用量：

桑螵蛸　10 克

海螵蛸　10 克

（六）云茯苓　益智仁

功用：调整小便。

主治：肾虚湿浊下注，小便淋浊，混浊。脾肾虚寒泄泻。

按语：云茯苓甘则能补，淡则能渗，为补利兼优之品，上行入肺清其化源而后降。益智仁气香性温，固肾培元，能摄涎唾，有缩尿涩精之功。两药合用，一利一涩，能调整小便，治肾虚湿浊下注，小便淋浊、混浊。

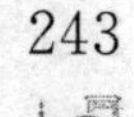

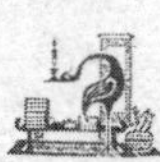

常用量：

云茯苓　10克

益智仁　10克

(七) 金樱子　芡实米

功用：涩精固肠，摄尿止带。

主治：脾肾两虚，遗精，尿频，久泻，妇女白带。

按语：金樱子为陆地上植物之果实，酸涩收敛，功能固精摄尿。芡实为水生植物之种仁，益肾而收涩，能固下元而涩精摄尿止带。两药一生于陆，一生于水，一偏涩精，一偏健脾，故又名“水陆二仙丹”，合用有涩精固肠之效，属于平补之品。

常用量：

金樱子　10～15克

芡实米　10～15克

(八) 肉豆蔻　补骨脂

功用：温肾固肠。

主治：脾肾虚寒，五更泄，肠鸣腹痛。

按语：肉豆蔻味辛气香，温脾涩肠，调气消胀，偏治脾虚寒之肠滑久泻。补骨脂温补肾阳，“补火生土”，偏治脾肾虚寒。两药合用，一涩一温，脾肾双补，体现了温肾固肠法则。用治脾肾虚寒之黎明腹泻，也叫鸡鸣泄或五更泄。为何平时不泻，每致五更才泻？前人认为肾者胃之关，前阴利水，后阴利谷。肾阳不足，不能温养脾胃运化失常，关门不固，因而在黎明时大便泄泻。

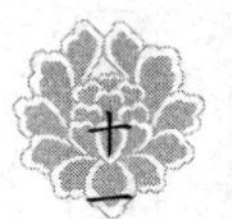

常用量：

肉豆蔻　10 克

补骨脂　10 克

（九）赤石脂　禹余粮

功用：涩肠止泻，止血止痢。

主治：下元不固，久泻久痢不止，脱肛，便血，崩漏带下。

按语：赤石脂甘酸涩温，入血分，酸涩收敛，涩肠止泻，止血生肌。禹余粮甘涩，入气分，固涩大肠，止泻止血。今两药合用，一血一气，均取其"涩可固脱"，重可达下之功能。

常用量：

赤石脂　10～15 克

禹余粮　10～15 克

（十）赤石脂　血余炭

功用：涩肠止泻。

主治：久泻久痢，肠黏膜有损。

按语：赤石脂质重而涩，直入下焦阴分，收敛以涩肠止泻，止痢，止血。本品对发炎的胃肠黏膜有保护作用，一方面可以减少异物的刺激，一方面可以吸着炎性渗出物，使炎症缓解。血余炭苦平，止血散瘀，行瘀之中，仍有益阴之妙。两药合用，涩肠止泻，又取炭药收涩吸附，则疗效加强。

常用量：

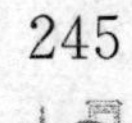

赤石脂　10克

血余炭　10克

(十一) 赤石脂　白石脂

功用:涩肠收敛,止泻止血。

主治:久泻,久痢,便血,崩漏带下,月经过多。

按语:赤石脂偏入血分,涩肠止泻,固下止血,生肌收口。白石脂偏入气分,收涩固肠,止血止带。两药配伍,一血一气,气血双调,收敛止泻,固涩止血力强。此外,并有吸着作用,对肠胃黏膜有保护作用。

常用量:

赤石脂　10克

白石脂　10克

(十二) 血余炭　禹余粮

功用:涩肠止泻,和血止血。

主治:久泻、久痢,滑脱不禁者。

按语:血余炭止血止泻,化瘀利水,补阴。禹余粮涩肠止泻,收敛止血。两药配用,涩肠止泻,和血止血,对肠黏膜有损害者,用之适宜。如有外邪及积滞不尽者禁用。

常用量:

血余炭　10克

禹余粮　10克

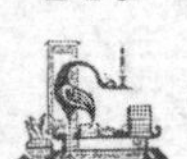

(十三) 党参　椿根皮

功用:益气清热,涩肠止血。

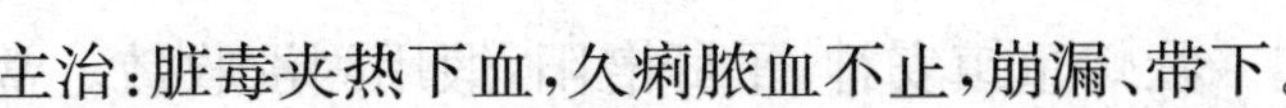

主治:脏毒夹热下血,久痢脓血不止,崩漏、带下。

按语:党参补中益气,椿根皮清热燥湿,收敛固涩,止泻、止血。两药合用,益气清热,润肠止血,相得益彰。用于久病而滑,始为适宜。

常用量:

党参　10克

椿根皮　10克

(十四) 诃子　米壳

功用:固涩止泻。

主治:肺肾两虚,久泻、久嗽。

按语:诃子苦酸涩平,酸收而苦降,生用敛肺止咳,煨用能涩肠止泻。米壳涩平,收敛肺气,涩肠止泻,止痛效著。两药合用,固涩止泻加强,可治肺肾两虚、久泻不止,以及因久泻而引起的脱肛,肺虚气散之咳喘、久嗽等症。痰嗽、泻痢初起,实邪尚盛者,不应使用。

常用量:

诃子　10克

米壳　10克

(十五) 山茱萸　牡蛎

功用:敛阴止汗,固脱涩精。

主治:正气欲脱,虚汗淋漓,喘逆,怔忡,或自汗,盗汗,遗精,带下。

按语:山茱萸处方多称山萸肉,补肝敛汗,固精缩尿。常用于肝肾两虚所引起的腰酸膝软,遗精滑泄,眩晕耳鸣

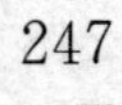

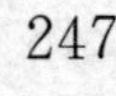

等症。牡蛎重镇安神，平肝潜阳，煅用固涩收敛。常用于神志不安，心悸，失眠，头晕目眩，惊痫，遗精，崩带，胃痛泛酸等症。该药服后副作用较多，尤其易伤胃气，引起食欲减退或消化不良，所以只能暂服，不可久用。山萸肉、牡蛎配用，敛阴止汗，固脱涩精，用于肝虚之极，汗出不止，元气将脱者有良效。

常用量：

山茱萸　30～60 克

牡蛎　30 克

（十六）五味子　五倍子

功用：收敛固涩，止汗止血。

主治：遗精，崩漏带下，大肠不固，久泻久痢，脱肛，子宫脱垂，自汗盗汗，肺虚咳喘。

按语：五味子酸温，五味俱备，酸味居多，酸主收敛，敛肺固精，生津止渴，收纳肾气，“肾司二便”，对因肾虚“火不生土”之久泻，有涩肠止泻之功，对因肾虚或热伤元气之喘促，有敛肺平喘之能。五倍子酸咸寒，敛肺降火，涩肠止泻，敛汗止血。两药合用，平调寒热，收敛固涩。

常用量：

五味子　10 克

五倍子　10 克

（十七）槟榔　南瓜子

功用：驱虫导滞。

主治：绦虫。

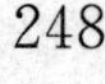

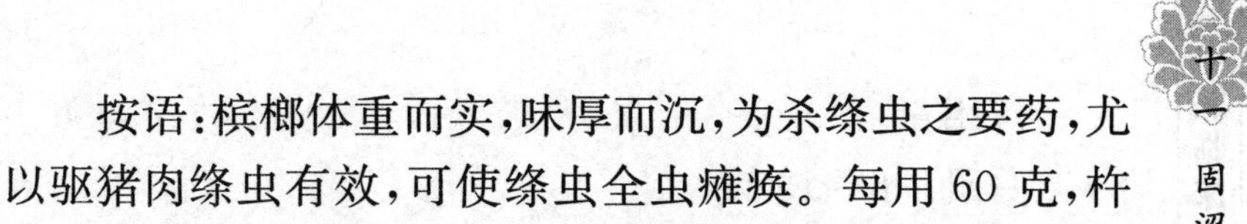

按语:槟榔体重而实,味厚而沉,为杀绦虫之要药,尤以驱猪肉绦虫有效,可使绦虫全虫瘫痪。每用 60 克,杵细,清水浸一宿,配南瓜子 60 克,同煎去渣,早晨空心服,杀虫效果更为显著。南瓜子毫无毒性,应用比较安全。

常用量:

槟榔　10～60 克

南瓜子　10～60 克

(十八) 乌梅　川椒

功用:杀虫止泻。

主治:乌梅驱虫止痛,其味极酸,虫积得酸则止,得辛则伏,故配川椒(又名蜀椒)之极辛以驱虫。内脏虚寒,蛔虫不安,上入膈中,因而出现腹痛。川椒辛热温中散寒,治脏寒虫痛、疝痛有效。乌梅酸涩收敛,固肠止泻,炒炭又可止血;川椒暖脾止泻。两药配用,一涩一温,能涩肠止久泻,治脾虚久泻、久痢、便血、大肠滑泄不止。

常用量:

乌梅　10 克

川椒　10 克

(十九) 白矾　硫黄

功用:燥湿杀虫。

主治:白癜风。

按语:风湿相搏于肌肤易致气血失和而成白癜风,也叫白驳风。白矾燥湿,硫黄酸温有毒,外用杀虫,又能补火助阳,号称纯阳之品。两药合用(外用),燥湿杀虫。

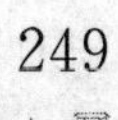

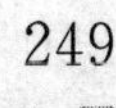

常用量：

白矾　6～15 克

硫黄　6～15 克

(二十) 白矾　黄蜡

功用:护膜托里,解毒定痛。

主治:痈疽恶疮。

按语:白矾止血祛痰,黄蜡收敛止血、生肌、止痛。两药合用,能护膜托里,解毒定痛。能治跌仆外伤瘀血奔心,痰迷心窍,致生怪症。

常用量：

白矾　10 克

黄蜡　10 克

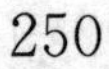

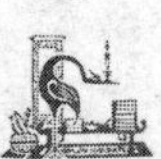

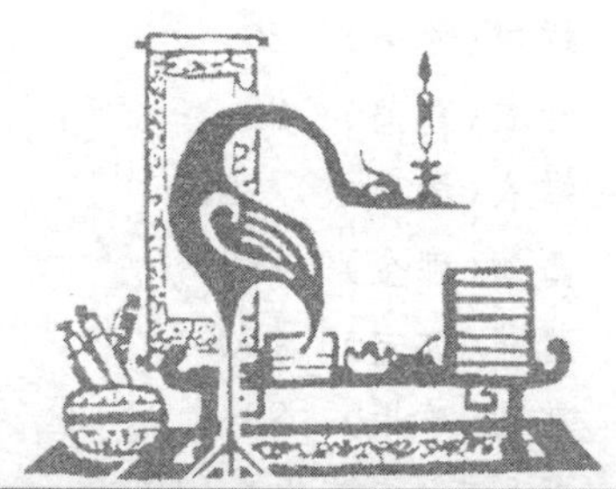

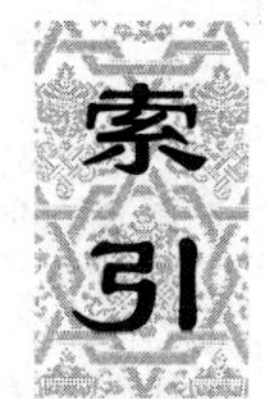

A

B

C

D

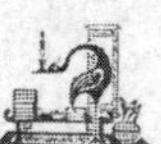

F

G

H

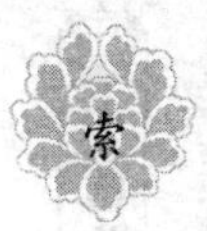

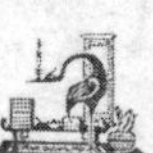

K

L

M

N

P

Q

R

S

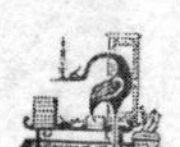

T

W

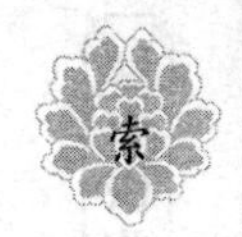

X

Y

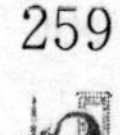
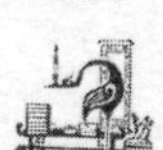

Z

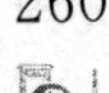

29